U0301277

国家科学技术学术著作出版基金资助出版

微探头超声内镜的临床应用

主　审　金震东

主　编　胡端敏　诸　琦

副主编　李百文　吴　伟　程桂莲　徐丽明

人民卫生出版社

·北京·

图书在版编目（CIP）数据

微探头超声内镜的临床应用/胡端敏，诸琦主编
. —北京：人民卫生出版社，2022.7（2024.6重印）
ISBN 978-7-117-33311-5

Ⅰ.①微…　Ⅱ.①胡…②诸…　Ⅲ.①内窥镜检-超
声波诊断　Ⅳ.①R445.1

中国版本图书馆 CIP 数据核字（2022）第 110916 号

人卫智网　www.ipmph.com	医学教育、学术、考试、健康，	
	购书智慧智能综合服务平台	
人卫官网　www.pmph.com	人卫官方资讯发布平台	

微探头超声内镜的临床应用

Weitantou Chaosheng Neijing de Linchuang Yingyong

主　　编：胡端敏　诸　琦
出版发行：人民卫生出版社（中继线 010-59780011）
地　　址：北京市朝阳区潘家园南里 19 号
邮　　编：100021
E - mail：pmph @ pmph.com
购书热线：010-59787592　010-59787584　010-65264830
印　　刷：北京盛通印刷股份有限公司
经　　销：新华书店
开　　本：787×1092　1/16　印张：11.5
字　　数：287 千字
版　　次：2022 年 7 月第 1 版
印　　次：2024 年 6 月第 4 次印刷
标准书号：ISBN 978-7-117-33311-5
定　　价：129.00 元

打击盗版举报电话：010-59787491　E-mail：WQ @ pmph.com
质量问题联系电话：010-59787234　E-mail：zhiliang @ pmph.com
数字融合服务电话：4001118166　E-mail：zengzhi @ pmph.com

编者名单 （以姓氏汉语拼音为序）

陈　伟　苏州大学附属第二医院

程桂莲　苏州大学附属第二医院

崔崤峣　中国科学院苏州生物医学工程技术研究所

戴彦苗　昆山市中医医院

方年富　景德镇市第二人民医院

龚婷婷　上海交通大学医学院附属瑞金医院

顾文勇　苏州大学附属第二医院

胡端敏　苏州大学附属第二医院

胡珊珊　四川省人民医院

李　军　上海市第十人民医院

李百文　上海市第一人民医院

李海燕　苏州大学附属第二医院

钱鸣杰　苏州大学附属第二医院

孙蕴伟　上海交通大学医学院附属瑞金医院

唐　文　苏州大学附属第二医院

吴　伟　苏州大学附属第二医院

吴永友　苏州大学附属第二医院

徐丽明　苏州大学附属第二医院

徐龙江　苏州大学附属第二医院

姚　君　深圳市人民医院

殷国建　苏州大学附属第二医院

翟恒勇　泰州市人民医院

占　强　无锡市人民医院

张迎春　苏州大学附属第二医院

钟丰云　苏州大学附属第二医院

周春华　上海交通大学医学院附属瑞金医院

周维霞　苏州大学附属第二医院

诸　琦　上海曜影医疗管理有限责任公司

祝建红　苏州大学附属第二医院

主编简介

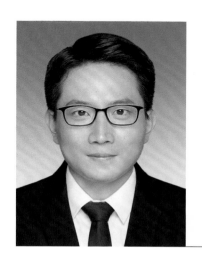

胡端敏

博士，主任医师，副教授，博士研究生导师。现任中国医药教育协会消化内镜专业委员会委员，江苏省医学会消化病学分会委员、胰腺病学分会常务委员、消化内镜学分会超声内镜学组副组长。师从诸琦教授，从事超声内镜临床诊疗10余年，致力于EUS规范化操作和精细化探查，多次在国内专业学术会议上授课和示范操作。2009年、2015年和2018年分别在美国纽约大学布法罗分校、日本自治医科大学附属病院和德国马格德堡大学医学院附属医院学习。被评为江苏省青年医学重点人才，姑苏卫生重点人才。发表超声内镜相关论文30余篇，包括 *Gastroenterology*、*Clinical Gastroenterology and Hepatology*、*Gastrointestinal Endoscopy* 等SCI杂志论文10余篇，中华系列杂志10余篇；副主编专著2部，参编专著3部，副主译专著1部，主审1部。

主编简介

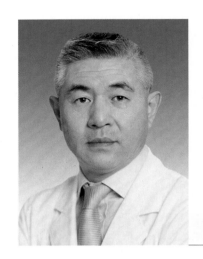

诸 琦

医学博士,主任医师,上海交通大学医学院教授,博士研究生导师。现任上海曜影医疗管理有限责任公司医疗总监、消化科及内镜中心主任,上海市医学会理事,美国消化内镜学会(ASGE)国际会员及编委,日本消化管学会(JGA)外籍委员,中国非公立医疗机构协会消化病专业委员会、消化内镜专业委员会常务委员,上海市社会医疗机构协会消化病学分会副主任委员,上海市医学会涉外医疗分会委员,中国医师协会内镜医师分会委员、内镜健康管理与体检专业委员会委员,中国抗癌协会肿瘤内镜学专业委员会委员,世界中联消化病专业委员会常务理事,中关村(泛亚)消化内镜技术创新战略联盟理事,国际肝胆胰协会中国分会内科委员。从事消化及内镜的临床诊疗30余年,师从国内外著名的徐家裕、神津照雄、David L. Carr-Locke、Jacques Van Dam、Marc Giovannini、Kenneth J. Chang等教授,在胰腺疾病、功能性胃肠病及超声内镜领域的临床及科研中均颇有建树。自20世纪90年代早期以来,在国内较早开展消化道微探头超声内镜技术,国际上率先开展EUS引导基因重组溶瘤病毒治疗晚期胰腺癌,发表国内外核心期刊论著100余篇,主编出版超声内镜专著2部,培养了一大批优秀的临床及科研人才。

序

近年来超声内镜检查术（endoscopic ultrasonography，EUS）发展迅猛，逐年增多的 SCI 文章和各层次的学术会议也极大地促进了 EUS 的推广。超声内镜技术在腔内超声中应用最广，Wild 和 Reid 在 1956 年首次完成直肠腔内超声诊断前列腺疾病，1980 年美国 Di Magno 首次采用了"ultrasonic endoscope"一词。同时，血管、泌尿生殖系统的介入性超声检查技术也开始兴起，后逐渐应用到消化道及胆胰疾病的诊断中。

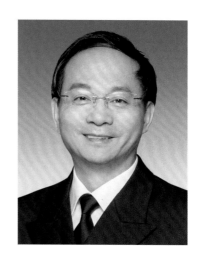

微探头超声内镜是由微探头超声系统和内镜系统组合而成，操作时能够顺利地通过内镜活检通道送入需检查的组织附近，通过注入无气水作介质，清晰地显示病灶位于消化道管壁的层次，并根据病变内部回声的不同提供诊断依据。微探头超声内镜临床应用广泛，以探查消化道病变为目的，胃肠镜能够到达的部位，都可以用超声探头来观察。如何有效运用超声微探头在不同部位获得清晰的声像，以及超声图像的准确判读，均是超声内镜操作者所遇到的难题，探头与病灶位置的不同往往会导致疾病诊断的千差万别，超声内镜医师的技术直接关系着疾病的诊断。

目前，市面上尚无一本全面的关于全消化道系统超声微探头方面的书籍可供参考，本书籍的出现将会给内镜医师带来巨大的财富，书中提供了多种探查技巧，对常见病例、罕见病例及其好发部位的探查分章节进行了详细阐述，将是一本具有很大临床价值的应用技术书籍。

海军军医大学第一附属医院（上海长海医院）消化内科执行主任
中华医学会消化内镜学分会候任主任委员
中国医师协会消化内镜专业委员会副主任委员
中国医师协会超声内镜专业委员会主任委员

金震东

2022 年 4 月

前　言

微探头超声（miniprobe sonography，MPS）系 20 世纪 80 年代后期兴起的一项技术，起初主要用于心血管系统及泌尿生殖系统检查，后逐渐扩大应用到胃肠道、胆管及胰管等。微探头超声内镜是由微探头超声系统和内镜系统组合而成，操作者通过内镜活检通道，将超声微探头送至受检部位，扫描病灶判断起源并根据内部回声做出诊断。因 MPS 操作简便，同时价格相对便宜，在国内各级别医院应用广泛。

然而，如何有效运用微探头超声内镜，如何在不同部位获得清晰的声像以及超声图像的准确判读却是 MPS 的难点。目前市面上关于超声内镜的书籍均以介绍线阵型或环扫型超声内镜为主，附带少量微探头的病例，暂无关于微探头超声内镜的专业图书，本书的出现将会解决这一问题。

本书共分 8 章，分别就超声基本原理、微探头超声内镜探查技巧、消化道各部位（食管、胃、小肠、结直肠）黏膜及黏膜下病变，以及胆胰管疾病进行了详细的讲解，各部位探查以典型病例为主，提供详细的文字讲解、大量高清图片及视频，各章节末还特别添加了消化道腔外常见生理及病理性外压的内容，在内镜下切除盛行的年代，无疑有助于内镜或外科医师术前"扫雷"，规避风险。本书最后一章就超声微探头控制盘上各键功能进行了详细的介绍，熟练掌握各功能键的使用，可使 MPS 探查事半功倍。

本书中所有的图片及视频均来源于真实临床病例，通过作者多年的努力收集，覆盖临床上各种常见病、少见病及典型病例，这将是一本非常实用的参考书。但是由于编者水平有限，尽管我们参阅了国内外最新的期刊、专著，但相关技术发展实在迅速，百密一疏，敬请读者朋友及同道专家批评和指正。

胡端敏　诸　琦

2022 年 4 月

目 录

第一章 微探头超声内镜的基本原理 ···················· 1
第一节 超声成像的基本原理 ···················· 1
第二节 微探头超声的器械介绍 ···················· 6
第三节 微探头超声伪像的解读 ···················· 8

第二章 如何获得高质量 MPS 图像 ···················· 11

第三章 食管的探查 ···················· 19
第一节 食管的解剖和正常超声影像 ···················· 19
第二节 食管的微探头超声探查技巧 ···················· 20
第三节 食管疾病的微探头超声图像特点 ···················· 22

第四章 胃的探查 ···················· 43
第一节 胃的解剖和正常超声影像 ···················· 43
第二节 胃的微探头超声探查技巧 ···················· 45
第三节 胃部疾病的微探头超声图像特点 ···················· 47

第五章 小肠的探查 ···················· 86
第一节 十二指肠球部及降部的探查 ···················· 87
第二节 空肠和回肠的探查 ···················· 98

第六章 结直肠的探查 ···················· 103
第一节 结直肠的解剖和正常超声影像 ···················· 103
第二节 结直肠的微探头超声内镜探查技巧 ···················· 105
第三节 结直肠疾病的微探头超声图像特点 ···················· 106

第七章 胆管和胰管探查 ···················· 137
第一节 胆管系统的微探头超声检查 ···················· 137

第二节　胰管系统的微探头超声检查 ··· 149

第三节　壶腹部疾病的微探头超声检查 ··· 155

第八章　**超声微探头系统常见参数调节和日常保养** ············· 158

第一节　超声微探头系统的组合 ··· 158

第二节　常见参数设置和调节 ··· 158

第三节　超声微探头的日常保养 ··· 166

附　录　**常用名词中英文对照** ··· 171

第一章

微探头超声内镜的基本原理

　　微探头超声（miniprobe sonography，MPS）系 20 世纪 80 年代后期兴起的一项新技术，起初主要用于心血管及泌尿生殖系统检查，后来逐渐扩大应用到胃肠道、胆管及胰管等。因其操作简便、价格便宜、影像清晰度高等优点，对表浅的消化道黏膜及黏膜下病变有着较高的诊断价值，MPS 在各级别医院应用广泛。对超声成像原理和 MPS 器械特点的了解，不仅有利于获取清晰的图像，还有助于图像正确解读。本章分为三节，即超声成像的基本原理、微探头超声的器械介绍以及微探头超声伪像的解读。

第一节　超声成像的基本原理

一、超声波的物理原理

　　声波是一种机械波。当声源振动时，由于介质质点之间的相互作用力，能够由近及远地使介质的质点陆续发生振动，则形成声波。波动只是振动状态的传播，介质的质点并不随着波前进。如果各质点的振动方向与波的传播方向垂直，则为横波；如果各质点的振动方向和波的传播方向平行，则为纵波。液体和气体只能传播与容积变形有关的纵波，固体既能传播纵波，又能传播横波。在超声医学中，人体软组织（如血液、脂肪、肌肉、心、脑和肝、肾）传播的超声波是纵波。

　　图 1-1A 显示了横波的传播过程，图中各小点代表质点。t = 0 时，质点处于平衡位置，在受到外力后正要移动；经过一段时间，t = T/4 时，质点 1、2、3 已离开平衡位置，质点 1 到达最大位移，正要向下运动，质点 4 刚受到弹性力作用，正要向上移动。同样，图中也给出了 t = T/2、

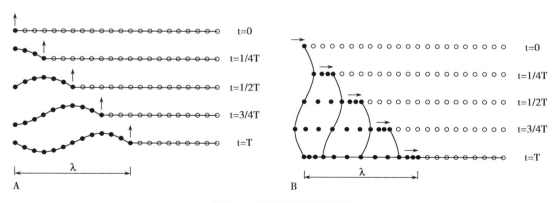

图 1-1　超声波的物理原理
A. 横波的传播示意图；B. 纵波的传播示意图。

3T/4、T 和 5T/4 时各质点的运动情况。可以看出,每个质点在上下振动,而波却是从左向右传播的,此为横波。图 1-1B 显示了纵波的传播示意图。介质中各个质点沿着波的传播方向来回振动,形成了疏密相间的质点分布波形,从左向右进行传播,又称疏密波。

在声波的传播方向上,相邻两个相位相差 2π 的质点,其振动的步调完全一致,它们之间的距离即一个完整的波的长度,称为波长,以 λ 表示。质点完成一次振动所需的时间,称为周期,以 T 表示。而单位时间内质点完成的振动次数,称为频率,以 f 表示。频率与周期关系为:f=1/T。单位时间内声波在介质中的传播距离,称为声速,以 C 表示。波长、频率与声速之间的关系为:$\lambda = C/f$。人耳可听到的频率范围为 20~20 000Hz,当频率超过 20 000Hz 时,称为超声(ultrasound)。常用的医用超声探头频率为 2~20MHz。声速与介质的弹性系数和密度有关。由于介质的弹性系数与温度有关,故声速也与温度有关。人体组织声速可分为 3 类,软组织中的声速约为 1 540m/s(总体差异约 5%),气体约 350m/s,骨骼约 3 852m/s。介质中任意点的密度 ρ 与该点处声波的传播速度 C 之积为此介质在该点处的声阻抗,以 Z 表示,即 $Z = \rho C$。它是表现介质声学特性的一个重要物理量。声阻抗的变化将影响超声波的传播。

在超声医学中,传播超声波的介质主要是人体的组织和器官。因此,对超声波在人体组织中的传播规律的研究是超声医学的基础,主要涉及与声阻抗和声速相关的超声波的反射、折射、散射和衰减。由于人体内不同器官的声阻抗不同,不同器官之间存在着界面。当超声波从一种特性阻抗的介质进入另一种不同特性阻抗的介质中,有一部分能量的声波会被界面反射回来,在原介质中传播,称为反射波,而其余能量的声波则会进入界面另一侧的介质中,继续传播,称为折射波(图 1-2)。被界面反射的声波带回了界面的位置和形状等重要信息,超声医学的诊断正是基于这些信息,而透射进去的声波将在第二种介质中继续传播,从而探索更深处的组织。

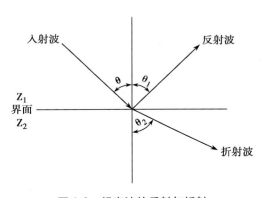

图 1-2　超声波的反射与折射

垂直入射时,假设两种介质的声阻抗分别为 ZR_1R 和 ZR_2R,反射系数 $R = [(ZR_2R - ZR_1R)/(ZR_2R + ZR_1R)]P^2P$。当 $ZR_1R = ZR_2R$ 时,为均匀介质,$R = 0$,无反射。当 $ZR_1R \ll ZR_2R$ 或 $ZR_1R \gg ZR_2R$ 时,$R \approx 1$,产生强反射。空气的声阻抗远小于人体软组织,故超声诊断时声波遇含气组织会产生全反射。当声波呈斜入射时,声波的反射系数不仅与两种介质的声阻抗有关,还与入射角 θ 以及两种介质中的声速相关。根据著名的折射定律(Snell 定律),反射角 θR_1R、折射角 θR_2R 和入射角 θ 之间存在以下关系:$\theta R_1R = \theta$,$\sin\theta R_1R / \sin\theta R_2R = CR_1R/CR_2R$。对于 $CR_2R > CR_1R$ 的情况,当入射角 $\theta = \arcsin(CR_1R/CR_2R)$,折射角 θR_2R 等于 $90°$,即发生全反射。对于理想的平面界面,只有在 θR_1R 方向才有反射波,即镜面反射,但是人体组织面通常比较粗糙,因此可以在各个方向检测到反射波。

在讨论声波的反射和折射时,其条件是界面的尺寸要比声波的波长大得多。当声波在传播过程中遇到尺寸与波长相近的障碍物时,声波可绕过障碍物界面的边缘向前传播,称为衍射。当声波遇到尺寸远小于波长的微小粒子时,微小粒子吸收声波的能量向各个方向辐射声波,则称为散射。超声在介质中传播,因反射、散射、声束扩散以及介质对超声能量的吸收等,其能量随着距离的增加而减小,这种现象则称为超声波的衰减。

二、超声波的发射与接收

医用超声仪器中,超声探头是产生超声波的声源,又称为超声换能器,其工作原理系利用压电元件所产生的压电效应。压电效应指在力的作用下,压电元件的两个相对表面上会产生电场,其符号正、负相反,称为正压电效应。所加的力愈大,电场强度愈大,反之则小。而在电场作用下,压电元件亦可产生如同外力作用下的改变,或增厚,亦可减薄,称为逆压电效应。所加的电场强度愈大,压电元件厚薄的变化愈大。

超声波的发射与接收,正是通过压电元件来完成电声的转换作用。压电元件采用了正压电效应,将来自人体中的声压转变为电压。采用了逆压电效应,将电压转变为声压,并向人体发射。具有压电效应的材料很多,包括天然单晶体、压电陶瓷、压电高分子聚合材料,其中,以锆钛酸铅为代表的压电陶瓷临床应用最广泛。新型压电材料的创新研究包括无铅压电陶瓷、弛豫单晶体等方面,部分已在临床使用。

从声源发出的声束各处宽度不等。以平面圆形超声探头为例(图1-3),在邻近探头的一段距离内,束宽几乎相等,称为近场区,近场区为一复瓣区,此区内声强分布起伏较大;远方为远场区,声强分布相对均匀,但是声束增宽,逐渐扩散。远场区声束扩散程度的大小与声源的半径及超声波长相关。平面型声源无论在近场区还是在远场区束宽均嫌过大,使图像质量下降,故需加用声束聚焦技术,球面凹曲探头或在探头前加置声透镜可以对声束进行聚焦。

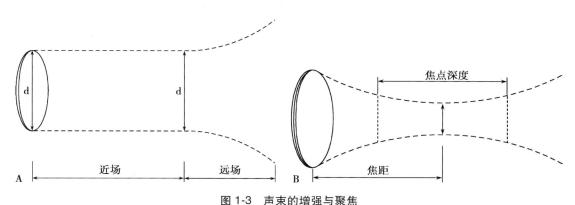

图1-3 声束的增强与聚焦
A. 平面圆形探头的近场与远场;B. 球面凹曲探头可对声束进行聚焦(d代表光速半径)。

三、超声仪器的成像原理

图1-4是超声成像系统的结构示意图,主要部件包括超声换能器、处理器和显示屏,而处理器内包含负责激发换能器、放大接收信号、时间增益补偿(time gain compensate,TGC)和处理输出信号的电子元件。将超声脉冲波发射到体内,遇声阻抗不同的界面时产生回波,但仍有大部分能量穿过界面继续向前传播,达到第二界面时又产生回波,并仍有部分能量继续向前传播。将回波信号依次接收、放大,并在荧光屏上显示不同时间接收到的不同幅度脉冲波形或不同亮度的光点。根据脉冲发出至回波到达换能器所用的时间 t,可以计算出传播的距离 x,即 $x = Ct/2$。

超声回波信号有三种基本显示模式:①A型(amplitude modulation):幅度调制。探头以

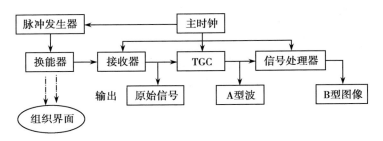

图 1-4　超声成像系统的结构示意图

固定位置和方向发射和接收声波,接收信号经放大后显示为不同幅度的脉冲波形,即 A 型信号。目前,A 型超声临床上已很少用到,但却是包括 B 型超声在内的其他扫描模式的基础。②B 型(brightness modulation):亮度调制。B 型超声图是对一系列 A 型信号的进一步处理,即将超声回波信号进行灰度调制,以亮度表示回波的强弱。组织中某一部位的回波越强,图像上对应的亮度愈亮。纵轴表示深度,再配以声束的扫描,横轴表示声速扫描方向,即可得到复合 B 型图像(图 1-5)。超声内镜系统显示的是复合 B 型图像。根据反射回声的强弱,人体组织可分为无回声、低回声、等回声、高回声。例如肾脏,肾包膜呈线状高回声,肾皮质呈低回声,肾髓质(肾锥体)较肾皮质回声更低,呈放射样排列,肾窦呈长椭圆形高回声区。在超声波的传播中,衰减现象普遍存在,为了使相同声阻抗的介质显示为一致的回声,故需在超声设备中使用深度增益补偿(depth gain compensation,DGC)调节,又称时间增益补偿,使声像图深浅均匀。③M 型(motion modulation):运动调制。将回波幅度加到显示器的 Z 轴上作亮度调制,纵轴表示深度,如同 B 型。将这样的回波信号在时间上拉开,即横坐标是时间,时间基线以慢速沿轴方向移动。主要用于心脏疾病的诊断。

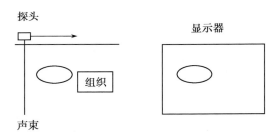

图 1-5　复合 B 型图像成像原理

在超声医学诊断中,多普勒技术可用于检测心血管内的血流方向、流速和湍流程度、横膈的活动以及胎儿的呼吸等。其本质是声源与接收器在连续介质中存在着相对运动而导致回声频率发生了改变。探头工作时,换能器发出超声波,由运动着的红细胞发出散射回波,再由换能器接收此回波。当声源与接收器作相向运动时,接收器所接收的声波频率高于声源发出的频率,反之亦然。所以,当血液流向换能器时,称为正频移,彩色多普勒即显示红色,频谱多普勒显示为正向波。反之,当血液流离换能器时,称为负频移,彩色多普勒即显示蓝色,频谱多普勒显示为负向波。

四、超声换能器与扫描方式

除核心结构压电振子(即压电元件)外,超声换能器还包括面材、背衬等其他部件(图1-6)。压电材料的表面需要加以保护层,称为面材。保护层除了防止磨损、保护振子的功能外,还需要起到声阻抗匹配层的作用。而背衬吸声材料用于衰减并吸收压电振子背向辐射的超声能量,使之不在探头中来回反射而使振子的振铃时间加长,因此要求垫衬具有较大的衰减能力,并具有与压电材料接近的声阻抗。

按压电振子的数目分类,换能器可分为单振元换能器和多振元换能器,后者由多个单元振子组成,并可表现出许多不同的排列构造形式。按扫描性质分类,换能器分为机械扫描和电子扫描换能器。按扫描面方式分类,换能器分为线性扫描、扇形扫描、凸阵扫描和环形扫描换能器(图1-7)。

机械环扫型超声内镜是最早出现的一种超声内镜探头,所用换能器的核心部件为一个圆形晶体单元,通过机械旋转装置,驱动先端部的探头做圆周扫描。而电子环扫型超声内镜所用换能器一般由上百个条形阵元组成,沿径向均匀排列,每个阵元独立出线,可利用电脉冲分别激励,获得360°环形扫描图像。电子线阵型内镜一般由一列凸型的线阵组成,它的阵元沿内镜长轴方向排列,同样每个单元出线,通过电子触发进行线型扫描,产生沿内镜长轴方向的图像,它的扫描范围有限(90°~120°),可用于超声内镜引导细针穿刺抽吸术(endoscopic ultrasound-guided fine needle aspiration,EUS-FNA)以及肿瘤注射治疗、胰腺囊肿穿刺引流手术等。

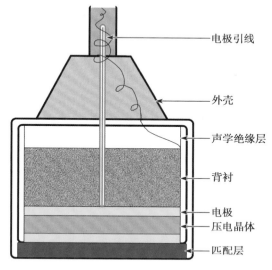

电极引线

外壳

声学绝缘层

背衬

电极

压电晶体

匹配层

图1-6　超声探头的构造

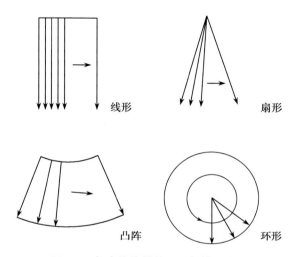

线形

扇形

凸阵

环形

图1-7　超声换能器的不同扫描面方式

第二节　微探头超声的器械介绍

一、微探头的技术参数

目前生产微探头的厂家较多,其中以奥林巴斯(Olympus)和富士(Fujifilm)公司生产的超声微探头使用最广泛。Olympus 包括普通超声探头和三维超声探头两类,后者可以同时形成两幅彼此相关的二维超声图像——环形切面扫描和纵向线形扫描图像在同一个监视器上显示。近年来,国产超声微探头研发也取得长足进步,深圳英美达的超声微探头产品已投入市场,各型微探头的技术参数见表 1-1。

表 1-1　各型超声微探头的技术参数

	驱动器/处理器	型号	频率/MHz	有效长度/mm	外径/mm	扫描方式
Olympus	MAJ-1720/MAJ-935	UM-2R	12	2 050	2.4	机械环扫
		UM-3R	20		2.4	
		UM-G20-29R(导丝引导)	20		2.0	
		UM-S20-20R	20		1.7	
		UM-S30-25R	30		2.0	
		UM-20R-25R	30		2.4	
		UM-BS20-26R(带水囊 MAJ-643R)	20		2.5	
		UM-DP12-25R	12		2.5	机械环扫/机械螺旋扫描
		UM-DP20-25R	20		2.2	
		UM-DG20-31R(导丝引导)	20		3.1	
Fujifilm	SP-900	P2625-M	25	2 120	2.5	机械环扫
		P2620-M	20			
		P2615-M	15			
		P2612-M	12			
		P2620-L	20	2 620		
		P2615-L	15			
		P2612-L	12			
		PB2020-M	20	2 150	1.4~1.9	
英美达	IM-02M-01	IM-02P-122501MP-12	12	2 200	2.5	机械环扫
		IM-02P-122501MP-20	20	2 200	2.5	

超声微探头直径范围基本在 2.0~2.6mm,长度皆能到达十二指肠或末端回肠,富士的超声微探头长度最长能达 2 620mm,可以通过气囊小肠镜的活检孔道进行辅助诊断。微探头超声普遍高频率(12~30MHz),特别适用于探查微小的黏膜或黏膜下病灶,并且适合管腔

内探查(如胆管、胰管),但正由于其探查深度浅,在应用上也具有一定的局限性,譬如不适合对进展期胃肠道肿瘤进行分期诊断。同时,插入微探头后,清除黏膜面的空气则相对困难,需要在插入前将胃肠道内注满水。带水囊的超声微探头能够解决以上问题,但因探头前端装有水囊,直径较大,需经大孔道内镜方可插入。绝大部分超声微探头为机械环扫型,即需要额外的微电机来驱动换能器旋转,其结构图如图1-8所示。大部分超声微探头电机后置(图1-9),驱动器与换能器之间由钢丝连接,由钢丝的旋转带动换能器旋转,鉴于钢丝的寿命有限,因此制约了超声微探头的寿命。微探头的平均寿命为50~100次。若操作时小心、规范,譬如将微探头处于悬挂状态储存,相较于盘曲平放能延长使用时间;插入或拔出超声探头时,应缓慢、竖直、切忌旋转、打折,以免损伤钢丝,可以适当延长微探头的寿命。

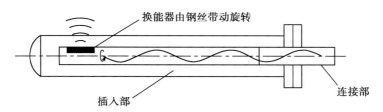

图 1-8　机械环扫型超声微探头的结构示意图

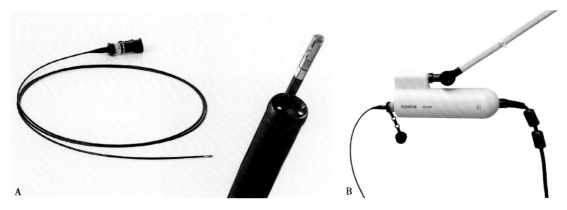

图 1-9　机械环扫型超声微探头
A. 超声微探头;B. 后置的驱动器。

二、微探头的洗消与维护

超声微探头的再处理包括以下内容:清洗、消毒、灭菌与存放。

1. **清洗**　清洗前,盖好防水盖,然后将探头浸泡在清水中,并用软毛刷或纱布彻底冲洗和擦拭外表面,以确保超声探头外表面上没有碎屑残留。如有碎屑,在流动的自来水下用软毛刷或无绒布刷洗和擦拭。最后用洁净的纱布将所有部件擦干。

2. **消毒**　确认防水盖安装在探头连接管上,保持探头和所有设备浸泡在消毒液中,并用密闭的盖子将消毒盆盖住,以减少消毒液的挥发。如果使用了非无菌水冲洗,须用75%乙醇或异丙醇浸泡探头,使用无菌的无绒布彻底擦拭所有外表面。

3. **戊二醛灭菌**　灭菌完成后,需使用无菌水对其进行完全冲洗,以除去残留灭菌溶液。

值得注意的是,禁止使用高温高压或环氧乙烷气体灭菌,否则会损坏探头。

4. 存放　确认插入部和连接管完全干燥后,将微探头存放在微探头包装盒内,注意插入部弯曲直径不应小于20cm,否则会损坏探头。存放环境应避光、干燥。

使用微探头时,插入与抽出过程应尽量轻柔。插入时,应竖直并缓慢地插入钳道,在内镜图像中观察探头先端部的同时,小心地推进探头至目标区域。使用带有抬钳器的内镜时,插入超声探头前,应完全降下抬钳器。抽出超声探头时,务必将超声图像处理中心设置至冻结模式,并使内镜弯曲部伸直。在超声探头开启时退出探头,会导致探头损坏。如果使用了带抬钳器的内镜,应放松抬钳器。将超声探头紧贴钳道开口阀,一边用酒精纱布或酶洁液纱布将附着在探头表面的污物拭去,一边缓慢地拔出探头。将探头插入部置于探头架上,注意探头勿被附近物体损坏或踩坏。

第三节　微探头超声伪像的解读

超声图像中与实际解剖组织结构有偏差的影像称为伪像(artifact),由超声波本身的物理特性、仪器性能和检查操作等多种因素造成。内镜医师不仅要识别伪像,避免误诊,而且要利用伪像,帮助诊断。以下列举了内镜下常见的超声伪像实例。

1. 混响伪像(reverberations artifact)　声波在探头与界面之间来回反射形成,出现等距的、明亮的线性回声,其回声强度逐渐减弱。在超声微探头中,声波在换能器与探头外壳之间来回反射,形成混响伪像,又称环状伪影(图1-10)。此外,声波遇气泡等水-气界面时,也会出现混响伪像。

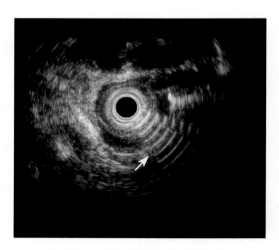

图1-10　混响伪像(又称环状伪影)

2. 镜像伪像(mirror image)　当物体在一个高反射界面前方时,声束发生了完全反射而形成镜像伪像。如胃腔部分注满水时,水-气界面附近容易形成镜像伪像,原理见图1-11。该伪像容易识别,胃腔内注满水、吸除气体时可避免该伪像发生。

3. 声影(acoustic shadow)　由于具有强反射或声衰减甚大的结构存在,使超声能量急剧减弱,以致在该结构的后方出现超声不能达到的区域,称为声影。该发现可用于诊断胰腺钙化、胆囊内结石等(图1-12)。

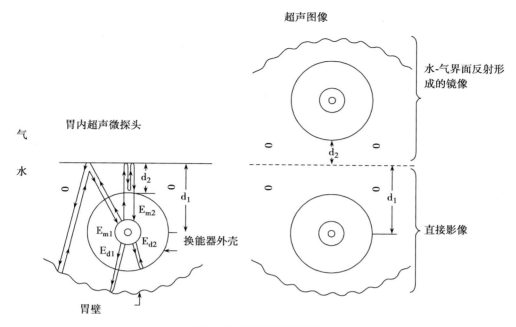

图 1-11　镜像伪像的原理

4. **后方回声增强**（enhancement of behind echo）　当病灶或组织的超声衰减甚小时，其后方回声将强于同等深度的周围回声，称为后方回声增强。囊肿和其他液性结构的后方会出现回声增强（图 1-13）。

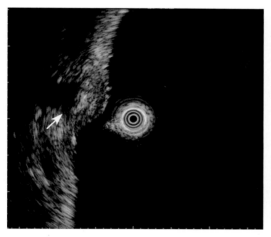

图 1-12　声影（胃壁钙化灶）

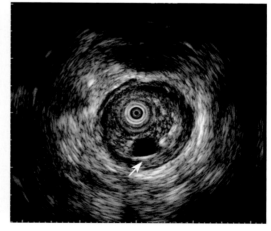

图 1-13　后方回声增强（食管囊肿）

5. **切面扫描**（tangential scanning）　当测量胃肠道管壁厚度时，需要将声束垂直照射于管壁。因为当声束斜射于管壁时，其厚度往往会被高估（图 1-14）。

6. **旁瓣伪像**（side lobe artifact）　在声轴方向上，声强最集中的区域呈细窄瓣状，称为主瓣。除了主瓣外，主瓣周围尚有数层旁瓣（图 1-15）。一般情况下，主瓣声强明显大于旁瓣，因而能掩盖旁瓣影像。但是，在胆囊、囊肿等无回声结构中，来自旁瓣反射的声能量足以

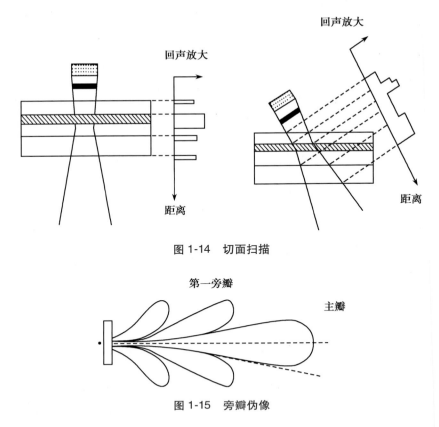

图 1-14 切面扫描

图 1-15 旁瓣伪像

产生脉冲信号,并被处理器"误认"为主瓣反射信号,形成旁瓣伪像。这种情况下,若变换换能器的扫描位置,旁瓣伪像可消失。

参考文献

[1] 金震东,李兆申.消化超声内镜学[M].北京:科学出版社,2006:16-40,63.

[2] 姜玉新,王志刚.医学超声影像学[M].北京:人民卫生出版社,2010:2-16.

[3] 杨庆庆,李全禄,吴晶,等.无铅压电超声换能器材料及其应用[J].西安邮电学院学报,2011,16(S2):1-3.

[4] HAWES R,FOCKENS P. Endosonography[M]. 2nd ed. Amsterdam:Elsevier,2011:2-12.

[5] GRESS F,SAVIDES T. Endoscopic Ultrasonography[M]. 2nd ed. Oxford:Blackwell Publishing Limited,2009:5-14.

[6] ZHOU D,DAI J,CHAN H,et al. Endoscopic ultrasound radial arrays fabricated with high-performance piezocrystal and piezo-composite[C]. IEEE International Ultrasonics Symposium Proceedings,2010:2068-2071.

第二章

如何获得高质量 MPS 图像

高质量 MPS 图像是正确诊断的前提,但获取清晰影像是操作者始终要面临的挑战。图像质量的影响因素众多,主要包括:①目标部位的储水技巧;②超声扫描平面与目标的垂直程度;③扫描参数的合理调整;④探头和病灶的恰当距离;⑤患者和器械的术前准备。下面就以上因素探讨如何获得高质量 MPS 图像。

一、目标部位的储水技巧

目标部位的储水是检查成功的关键,可以说,如果能使病灶稳定地浸没在水中,MPS 检查就成功了一大半。实际工作中,我们常根据病变的部位、大小、性质,采取不同的储水技巧。

1. **巧用内镜注水键** 食管上段、十二指肠球部与降部流水快、难储水,但这些部位空间狭小,少量注水即可浸没病灶。笔者通常在体外将微探头插入胃镜,确认探头伸出活检孔后,少许回撤至镜中(图 2-1A);随后,进镜至目标部位,快速吸引至管壁塌陷(图 2-1B);接着迅速按下注水键于水中重获视野,最后再伸出探头至病灶上方,完成扫描(图 2-1C)。该策略有以下两个优点:①预留微探头于活检通道里节省检查时间,减少患者痛苦;②探查过程中,边注水、边抓拍,充分利用不多的充盈水,抓住水消失前的短暂瞬间。

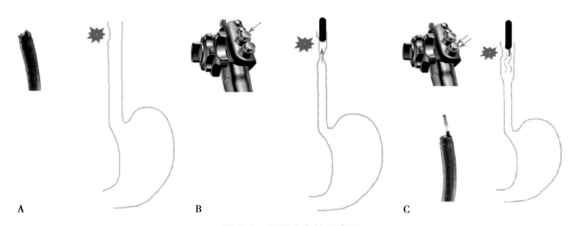

图 2-1 巧用注水键示意图

A. 体外将微探头插入胃镜;B. 快速吸引至管腔塌陷;C. 按下注水键于水中重获视野,同时伸出探头至病灶上方完成扫描。

2. **选用注水镜或双腔镜** 随着内镜下治疗的快速发展,很多单位购买了双腔镜和注水镜(图 2-2),二者都可完成边注水、边探查的操作,但要注意流速,如水流过快,容易引起湍流和气泡,进而影响观察。

3. **有效利用患者体位** 体位变化有助于特殊位置储水,临床实践中,需要通过体位改

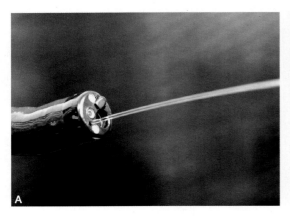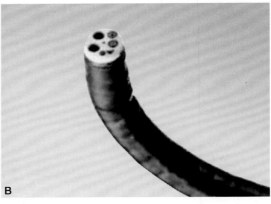

图 2-2　注水镜(A)和双腔镜(B)

善储水的部位有胃窦和结直肠。

胃镜检查采用左侧卧位。此时,胃窦处于高位,需大量注水方可浸没胃窦(500 ~ 1 000ml),然注水较多易诱发呕吐,加之胃窦蠕动快,所以很难将胃窦稳定浸没于水中。为解决上述困境,可采取抬高上半身的特殊体位(类 ERCP 位,图 2-3,视频 2-1),将胃窦变为重

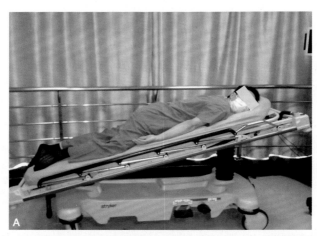

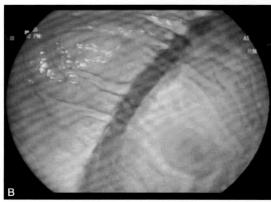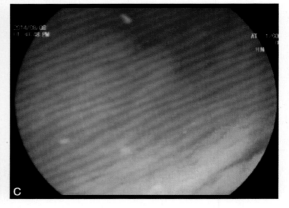

图 2-3　类 ERCP 体位
A. 受检者照片;B. 类 ERCP 体位时胃底;C. 类 ERCP 体位时胃窦。

视频 2-1　类 ER-CP 位胃镜检查

力低位,从而改善储水。

变换体位在肠镜检查中相对容易,故可利用不同体位将病灶置于低位以便储水。比如左侧卧位时,直肠右侧壁位于重力高位,常有气泡滞留,如变成右侧卧位,直肠右壁病灶则完全位于水中(图 2-4)。

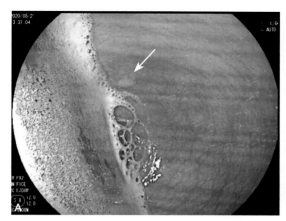
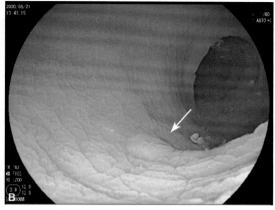
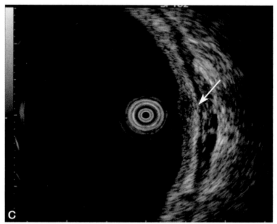

图 2-4　体位对直肠病灶的影响

A. 左侧卧位(箭头示病灶);B. 右侧卧位(箭头示病灶);C. 右侧卧位 MPS 图(箭头示病灶)。

4. 水溶性凝胶　食管、十二指肠降部的储水容易流走,可以考虑改用具有黏附性的凝胶替代脱气水(图 2-5)。

5. 简易水囊　简易水囊有多种形制,位于镜身水囊可协助贲门和食管储水,并防止反流(图 2-6A)。此外,单独设计水囊可封堵贲门,少量注水即可充盈食管(图 2-6B),但该方法

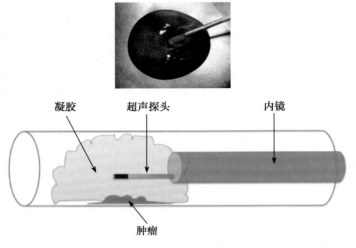

图 2-5　采用凝胶代替水完成食管的 MPS 探查

需注意反流窒息的风险。水囊亦可包裹内镜前端,探查时扩张水囊并靠近目标,该方法常用于食管下端病灶(图 2-6C)。少数型号的超声微探头自带水囊(如 Fujifilm 的 PL226B-7.5),直视下贴合病灶扫查(图 2-6D)。

　　下面介绍普通避孕套制作水囊的方法,避孕套顺应性好且透明度高,适合作为水囊材料,但表面润滑剂使其不易被固定镜身。因此,我们设计了固定装置来解决以上难题,该装置包括 20ml 的离心管和压脉带,先将压脉带剪成 1~2mm 的小段固定环,从锥形管的底部向上套在管身待用(图 2-7A、B)。使用时将包裹避孕套的内镜前端插入离心管内,顺势将位于

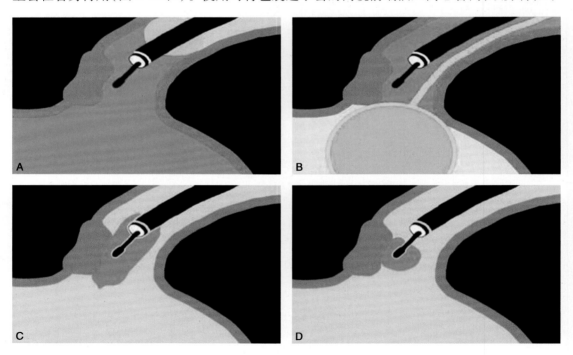

图 2-6　水囊法

A. 水囊置于镜身;B. 独立的水囊导管;C. 水囊裹住内镜前端;D. 自带水囊的超声微探头。

管身的 1~2 枚固定环从顶部推出,固定环的回缩力可将透明帽或避孕套固定于内镜前端(图 2-7C、D),该装置特点是固定牢靠且取材方便。此外,固定环表面光滑,不会对消化道造成损害(图 2-7E、F,视频 2-2)。

　　6. **无水干超**　临床工作中,我们经常碰到各种因素(比如患者呕吐、消化道蠕动过快),反复尝试仍无法有效储水,在这种极端情况下,也可采取无水干超的方法。理论上只要探头和病灶紧贴就可成像,但此时消化道无水,仅病灶侧有 MPS 影像,其他区域为气体的振铃伪像,该方法虽然图像质量欠佳,但可帮助判断病灶起源,适用于食管上段小病灶(图 2-8)。

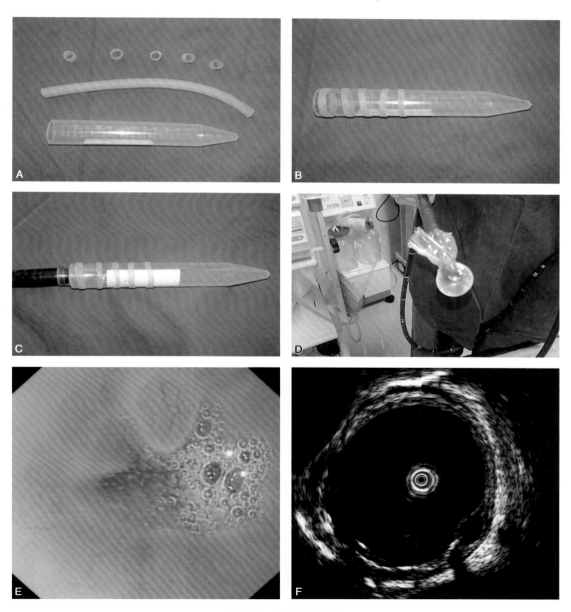

图 2-7　简易水囊制作
A. 制作材料;B. 固定环从锥形底部套于管身;C. 裹有避孕套的内镜头端伸入管腔内部;D. 固定好的水囊;E. 使用简易水囊探查贲门部病变的内镜图;F. 使用水囊探查贲门部病变的 MPS 图。

视频 2-2 通过水囊探查食管下端平滑肌瘤

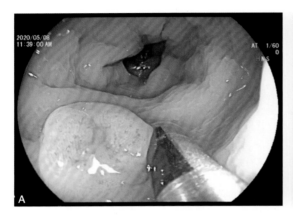

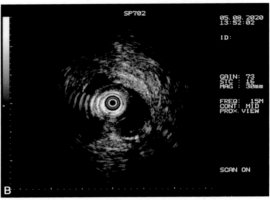

图 2-8 无水干超

A. 内镜图；B. MPS 见低回声病灶，探头左侧为气体振铃回声。

二、超声扫描平面与目标的垂直程度

超声探查的平面与病灶所处消化道管壁必须垂直，否则易导致假象，但是由于解剖部位的不同，某些区域很难使扫描平面与病灶垂直，比如位于胃角及胃底穹窿部病灶。操作 MPS 时应反复对比顺镜和倒镜的效果，比如探查胃体大弯的病变，倒镜探查较易使扫描面与病灶垂直（图 2-9，视频 2-3）。

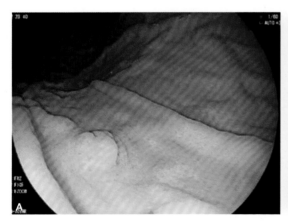

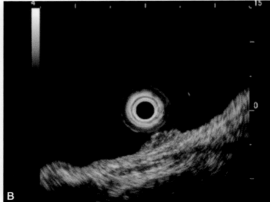

图 2-9 胃体大弯侧病灶

A. 内镜图；B. MPS 见大弯侧黏膜增厚。

视频 2-3　胃体大弯侧病灶

三、扫描参数的合理调整

根据病灶特点及机器性能,合理调整扫描参数能明显改善图像质量。探头使用较长时间后,超声穿透力弱,需要增加增益以提高图像质量。此外,根据探查对象选用不同探头(通常是 7.5MHz、12MHz、15MHz 和 20MHz)同样重要,判断消化道早期肿瘤的浸润深度,15MHz 以上高频探头有更好的表现,而对黏膜下肿瘤,12MHz 以下的探头可以对病灶进行更深、更全面的探查。其他参数如对比度、探查范围大小、探查中心位置等,也需要在操作时根据实际情况来调整(详见第八章)。

四、探头和病灶的恰当距离

微探头和病灶表面的距离也是影响图像的重要因素,通常情况下,探头需离开病灶表面 0.5cm 左右,这样探查效果较好且不会形成压迫。但有时病灶较大,远场显示欠佳,也可将 MPS 挤压病灶顶部,从而提高超声波的穿透力(图 2-10)。

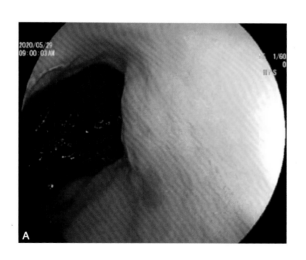

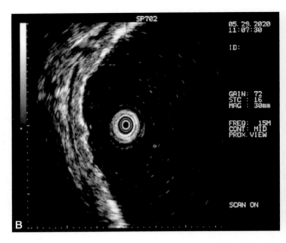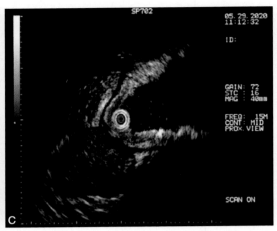

图 2-10 探头和病灶的距离

A. 胃体小弯侧可见隆起;B. 常规距离未见病灶;C. MPS 挤压病灶顶部,提高超声波的穿透力后,可见外生性病灶。

五、患者和器械的术前准备

微探头超声检查前的准备工作十分重要,其中包括器械准备和患者准备。

1. 器械准备

(1)超声微探头的检查:每次检查前,必须在体外确认微探头的状态,如发现异常,及时更换备用探头。术前要将探头浸没于水中,并对常用的功能键(如增益、大小、旋转等)进行测试,确认各功能键状态良好时再进行检查。

(2)内镜的检查:内镜状态也十分重要,比如对倒镜角度的检查,如果内镜使用时间长、弹簧松弛、倒镜角度太小时,对胃底病变的探查将十分困难。此外,内镜注水功能的好坏、负压吸引的大小等对微探头的操作也很重要。

2. 患者准备 MPS 检查通常耗时长且要向胃内大量注水,误吸风险高,故进行静脉全身麻醉风险高。我们中心通常术前 10 分钟给予地西泮 5mg、山莨菪碱 5mg,以镇静和抑制肠腔蠕动。

MPS 探查质量还取决于胃肠腔的清洁程度,胃内泡沫或肠腔粪水都严重影响最后效果,因此清洁的消化道十分重要,带有注水功能的内镜可在检查时完成有效清洗。

第三章

食管的探查

第一节　食管的解剖和正常超声影像

一、食管的大体解剖

食管(esophagus)是一前后扁平的肌性管状器官,全长约25cm,是消化道各部中最狭窄的部分。食管上端起自食管入口,即食管第一狭窄,与咽部连接,约平第6颈椎体下缘,之后沿着颈椎前方下行,经胸廓入口进入胸腔,通过上、后纵隔,在第10胸椎平面穿过膈的食管裂孔进入腹腔,在第11胸椎体平面与胃的贲门连接。

食管可分为颈段、胸段和腹段,根据MPS在不同部位的操作特点,将食管分为上、中、下三段。上段起自食管入口至平对胸骨颈静脉切迹平面(距门齿20cm),长4~5cm;中段长度约15cm,从距门齿20cm至距门齿35cm左右;下段距门齿35~40cm,长约5cm(图3-1)。

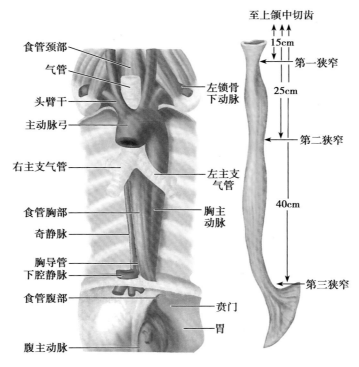

图 3-1　食管的大体解剖

二、食管的组织结构

食管壁较薄,厚度为 3~4mm,由黏膜层、黏膜下层、肌层和外膜层 4 层构成。黏膜层由复层鳞状上皮层、固有层和黏膜肌层构成,其中黏膜层形成纵行皱襞向腔内突出,贯穿食管全程,直达贲门,与胃皱襞相连;黏膜下层为黏膜与肌层之间的疏松结缔组织层,含有血管、淋巴管、神经丛;固有肌层分为内、外两层,内层为环形肌,外层为纵行肌,外层比内层厚。食管上段固有肌层由骨骼肌组成,中段由骨骼肌和平滑肌混合组成,下段由平滑肌组成,下段平滑肌在贲门处环形肌增厚形成食管下括约肌;外膜由疏松结缔组织构成(图 3-2)。

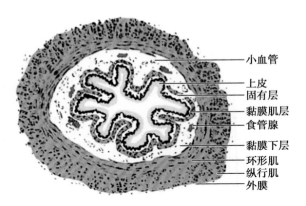

小血管
上皮
固有层
黏膜肌层
食管腺
黏膜下层
环形肌
纵行肌
外膜

图 3-2　食管的组织结构

三、正常食管的超声影像

食管管腔充盈良好的情况下,可以获得 7 层(图 3-3)甚至 9 层的食管壁结构。

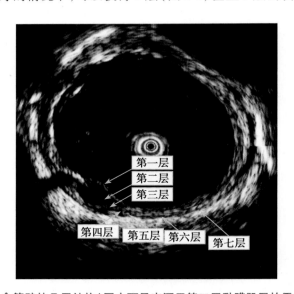

第一层
第二层
第三层
第四层　第五层　第六层　第七层

图 3-3　食管壁的 7 层结构(图中可见来源于第二层黏膜肌层的平滑肌瘤)

第二节　食管的微探头超声探查技巧

食管位置高于胃腔,因此储水较为困难,特别当病变位于右侧壁时,在管腔充盈和插入探头的间隙,水已流到胃腔,故能否有效储水决定了食管 MPS 操作的成败,下面分别阐述食管各段的操作要点。

一、食管上段

食管上段是 MPS 探查最困难的部位之一,因为:①食管上段管腔生理情况下呈闭合状态,视野小,同时患者恶心、呕吐使控镜困难,操作时胃镜极易滑出食管;②食管上段紧邻气管开口,注水较快或储水较多会引起患者呛咳,有窒息风险。

笔者通常在体外预先插入探头至镜身前端的活检孔道内,探头随内镜进入食管上端,可减少操作时间。发现病灶后伸出探头,吸尽食管内气体至视野消失,随后快速按下注水键充盈管腔,在水中重新获得视野后立即开始超声扫描,一旦获得满意图像,即停止操作(图3-4)。

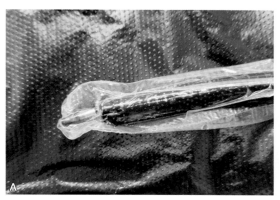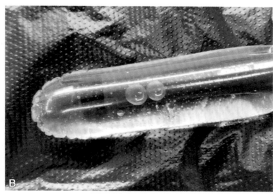

图 3-4　食管的探查技巧
A.吸尽管腔内气体至视野消失;B.快速注水充盈管腔。

二、食管中段

食管中段紧邻左心房,操作受心脏搏动影响较大,该处的储水消失快且管腔相对较大,利用上述食管上段的探查方法难以获得满意的图像。因此,采用双腔镜或注水镜可顺利完成病灶探查,但注水时注意水流速度,若水流过快,不仅增加窒息风险,其产生的气泡还严重影响超声图像质量。

三、食管下段

食管下段管腔较大,虽然可借用双腔镜或注水镜完成检查,但注水所产生的湍流和气泡可影响超声图像质量。自制水囊(详见第二章)能使探查高效、快速完成,或胃内大量注水使胃底充盈后将水回吸至食管下端探查,或倒镜下探查(图3-5),但后者容易损伤探头,可能导致贲门撕裂,当受检者反应较小时可考虑采用该方法。如病灶偏大或储水困难,建议及时更换带球囊的环扫型超声内镜探查。

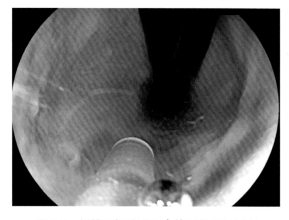

图 3-5　倒镜下探头进入食管下段进行探查

第三节　食管疾病的微探头超声图像特点

一、上皮来源的肿瘤

1. **食管息肉**　食管息肉在食管良性肿瘤中仅次于平滑肌瘤,位居第二,多见于食管下端,可能与食管局部炎症相关。内镜下表现为黏膜的局部隆起,表面常伴糜烂、充血等表现。超声下表现为源自食管上皮层,边界清晰,突向腔内的中等偏高,均匀回声团块(图3-6)。

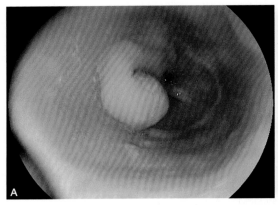 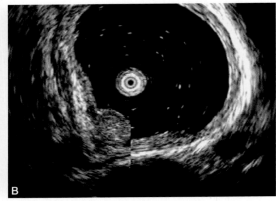

图 3-6　食管息肉
A.食管下段可见隆起灶;B.MPS所见病灶来源于黏膜层,呈等回声。

2. **食管上皮内瘤变**　食管鳞状上皮内瘤变属癌前病变,光镜下多表现为局部黏膜发红,窄带成像技术(narrow-band imaging,NBI)或蓝光成像技术(blue light imaging,BLI)为褐色区域,放大观察可见异常上皮内乳头状毛细血管祥(intraepithelial papillary capillary loop,IPCL),病变区域碘不着色(图3-7)。超声下表现为局部食管层次结构存在,黏膜层正常或稍增厚。

3. **食管癌**　食管癌为我国较多见的恶性肿瘤,多数为鳞状细胞癌,近年来食管腺癌的发病率亦有增加。常规内镜下,早期食管癌按巴黎分型分为息肉型(0-Ⅰ)、浅表隆起型(0-Ⅱa)、浅表平坦型(0-Ⅱb)、浅表凹陷型(0-Ⅱc,图3-8)、凹陷型(0-Ⅲ)及各种混合型(图3-9),以0-Ⅱc型最为多见。超声微探头扫描平面和病变区域容易垂直,可获得高分辨率超声影像,故对食管癌尤其是早期食管癌的浸润深度判断帮助较大。早期食管癌黏膜层稍增厚,或第1~3层的结构层次改变,但固有肌层正常,微探头超声的频率高,超声信号穿透力弱,故较难探查到进展期食管癌的浸润深度,但在伴有高度狭窄的食管癌患者中,微探头超声能克服常规超声内镜检查术(endoscopic ultrasonography,EUS)无法通过狭窄病灶的缺点,从而使狭窄病变术前分期成为可能。

4. **食管乳头状瘤**　食管乳头状瘤为鳞状上皮的良性肿瘤。内镜下绝大部分呈球形或半球形隆起,多无蒂,呈浅桃红色,质软,弹性尚可,外观呈海葵样,大小为0.4~0.6cm,罕有超过1cm,多为单个,常位于食管中下段。少数食管乳头状瘤为扁平状隆起,呈白色,或因充血、糜烂而呈红色。超声下表现为起源于上皮层的中、高回声病灶(图3-10)。

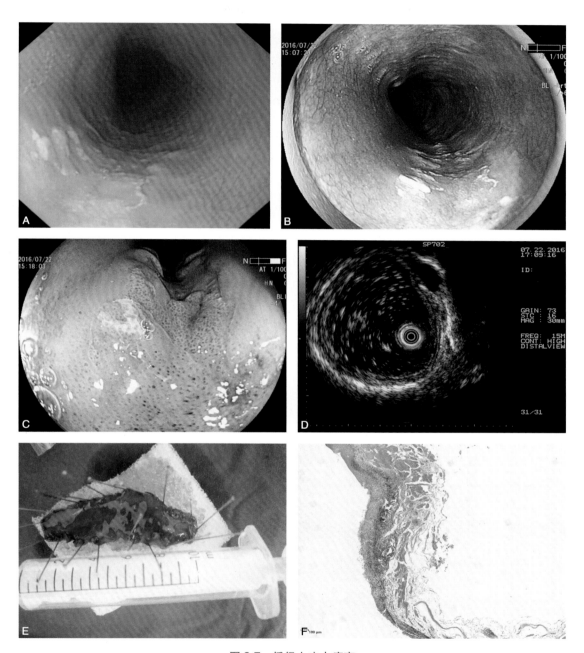

图 3-7 低级上皮内瘤变

A. 食管中段可见Ⅱc型病灶,累及整个食管管径约 1/3;B. BLI 下可见食管中段后壁褐色区域;C. BLI 弱放大可见异常 IPCL;D. MPS 探查食管壁未见增厚,5 层结构存在;E. 内镜黏膜下剥离术(endoscopic submucosal dissection,ESD)后大体标本;F. 病理证实为低级上皮内瘤变。

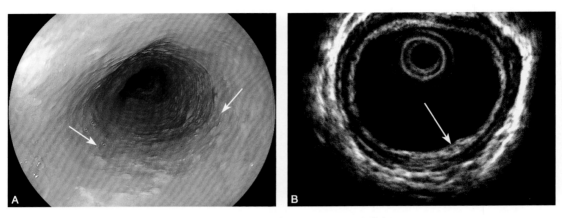

图 3-8 0-Ⅱc 型早期食管癌（局限于黏膜内）
A. 食管中段可见Ⅱc 型病灶，累及整个食管管径约 1/3；B. MPS 所见病灶处食管结构基本正常。

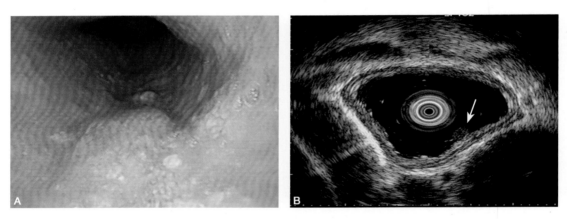

图 3-9 0-Ⅱa 型早期食管癌（侵犯黏膜下层）
A. 食管中段可见Ⅱa 型病灶；B. MPS 所见局部食管黏膜层增厚。

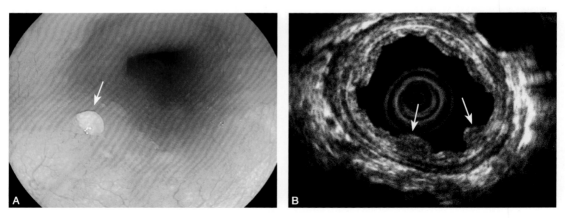

图 3-10 食管乳头状瘤
A. 食管见白色颗粒状隆起；B. MPS 显示起源于黏膜层的等回声病变。

二、黏膜下病变

1. **食管平滑肌瘤** 食管肌源性肿瘤中,以平滑肌瘤最为常见,平滑肌肉瘤及间质瘤少见。常规内镜下观察,食管平滑肌瘤表现为管壁局限性隆起,表面黏膜光滑,大小可从直径数毫米至数厘米不等,多呈类圆形,大者可呈腊肠状。超声下表现为源自黏膜肌层(图3-11)或固有肌层(图3-12)的均匀低回声病灶,边界规则,为类圆形、长形、哑铃形、马蹄形等不同形状。病灶大于2~3cm、边界不规则、中央回声不均匀或出现液性坏死,需疑为食管间质瘤或平滑肌肉瘤。

2. **食管脂肪瘤** 消化道脂肪瘤来源于黏膜下层,多见于结肠和胃,食管相对少见,内镜下食管脂肪瘤常为黄色隆起,表面黏膜正常。超声下可见边界清晰、起源于黏膜下层的均匀高回声团块(图3-13)。

3. **食管囊肿** 食管囊肿临床上较多见,常无任何症状,经胃镜检查而偶然发现。内镜下观察,多为类圆形,表面黏膜正常,有时呈半透明感。超声下表现为来源黏膜下层的边

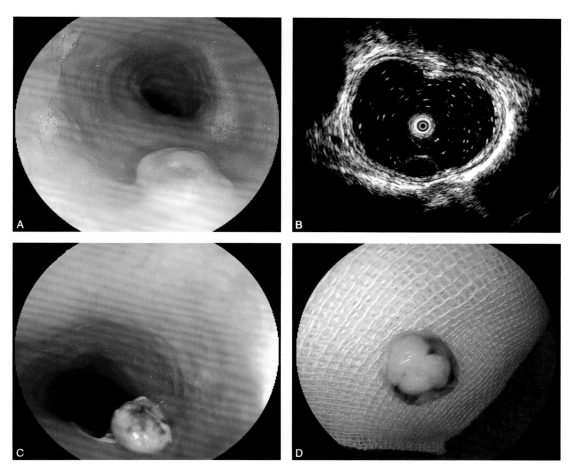

图 3-11 来源于食管黏膜肌层的平滑肌瘤

A. 食管中段后壁黏膜下隆起灶;B. MPS发现来源于黏膜肌层的低回声病灶;C. 对病灶行内镜下黏膜切除术(endoscopic mucosal resection,EMR);D. 切除后的大体标本。

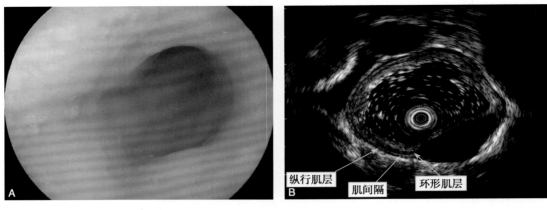

图 3-12　来源于食管固有肌层的平滑肌瘤

A. 食管中段后壁隆起;B. MPS 发现来源于固有肌层(环形肌层)的低回声病灶。

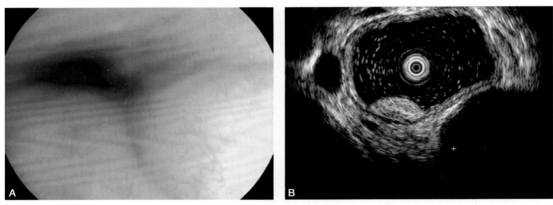

图 3-13　食管脂肪瘤

A. 食管中段后壁黏膜下隆起灶,表面发黄;B. MPS 发现来源黏膜下层的均匀高回声团块。

界清晰的无回声病灶,内部有时可见分隔(图 3-14,视频 3-1)。微探头超声探查时动态改变增益或结合环扫型超声内镜的彩色多普勒功能,可有效鉴别囊肿与孤立性食管曲张静脉。

4. 食管孤立静脉瘤　食管孤立性静脉瘤常见于食管中上段,多数单发。通常无临床症状,往往是胃镜检查时偶然发现。内镜下呈青蓝色或紫蓝色、圆形或卵圆形、扁平状隆起,表面黏膜完好,无搏动,边界清楚,周围食管黏膜无异常。超声下可见病灶位于黏膜下层,内部呈均匀的低回声,调强增益后其内部可见点状高回声(红细胞),如伴有血栓形成,则内部为

视频 3-1　食管囊肿

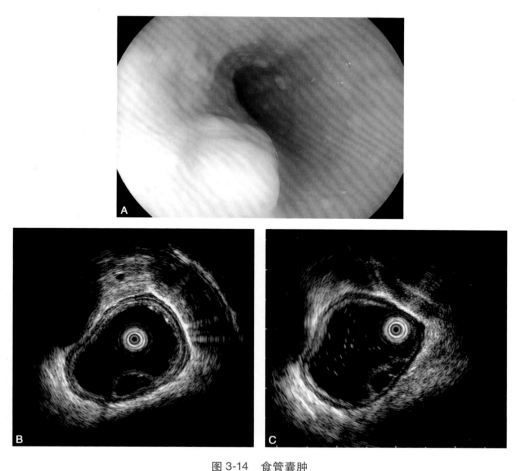

图 3-14　食管囊肿

A. 食管中段左后壁黏膜下隆起灶;B. MPS 发现来源于黏膜下层无回声病灶;C. 连续探查发现病灶内部有分隔。

高回声或等回声(图 3-15,视频 3-2)。部分孤立静脉瘤表面色泽正常,MPS 难以将其与囊肿鉴别,此时可借助环扫型超声内镜彩色多普勒技术来显示瘤体内血流信号。

　　5. 食管静脉曲张　　肝硬化门静脉高压的常见继发改变,多表现为蛇形扭曲的条索状隆起,表面呈青紫色,部分病例表现为广基的黏膜隆起,色泽同正常黏膜,常规内镜观察难以准确判断。超声下可见源于黏膜层、黏膜下层或外膜层,呈均匀的低-无回声病灶,常呈蜂窝状(图 3-16)。环扫型超声内镜彩色多普勒技术可显示瘤体内部的血流信号,从而与囊肿、肌瘤等病灶相鉴别(图 3-17)。

视频 3-2　食管孤立静脉瘤

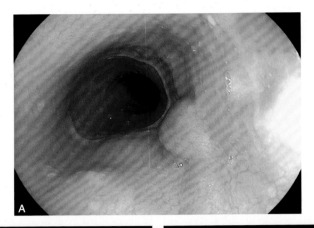

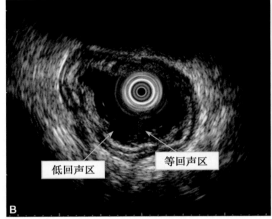

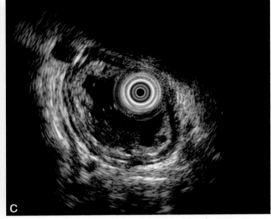

图 3-15　食管孤立静脉瘤

A.食管中段右后壁隆起,表面发蓝;B、C. MPS 发现来源于黏膜下层,不同平面探查发现内部全为低回声或完全等回声(考虑静脉瘤伴血栓形成)。

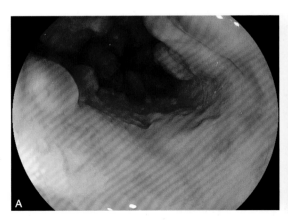

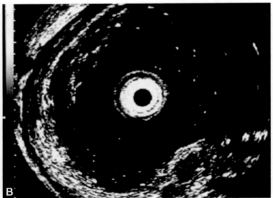

图 3-16　食管曲张静脉瘤

A.食管可见多发条状曲张静脉,局部呈结节样;B.超声所见黏膜下层均匀的低-无回声病灶。

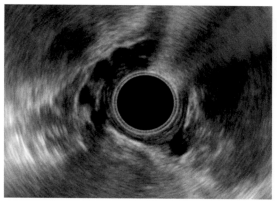
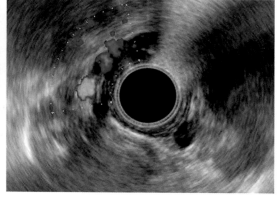

图 3-17　彩色多普勒技术鉴别食管静脉曲张
环扫型超声内镜彩色多普勒探查内部,可见血流信号。

6. **食管淋巴瘤**　食管是消化道中发生淋巴瘤最少见的部位,食管淋巴瘤常为继发性,原发灶多位于胃或纵隔淋巴结。内镜下观察,多表现为溃疡、隆起增殖灶,有时淋巴瘤组织弥漫浸润食管壁,引起管腔狭窄,而黏膜表面正常。超声下表现为均匀的中低回声团块浸润、破坏正常食管壁各层结构(图 3-18)。

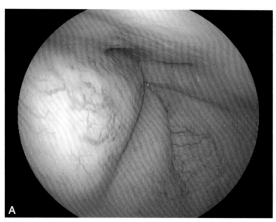
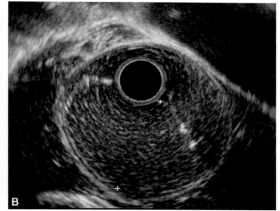

图 3-18　食管原发性非霍奇金淋巴瘤
A. 食管下段可见黏膜下隆起灶;B. 环扫型超声内镜所见病灶位于黏膜下层,内部呈低回声。

7. **食管颗粒细胞瘤**　食管颗粒细胞瘤多见于食管远端,源于黏膜下层,多为良性,但若向上突破侵犯食管黏膜层,可引起鳞状上皮病理性增生。在内镜下表现为直径在 2cm 以内、结节状或广基息肉状,顶端可伴凹陷("臼齿状"),色泽略黄,质地偏韧,表面黏膜通常光滑。超声下表现为起源于黏膜下层的均匀低回声肿块,但内部常可见点状高回声(图 3-19)。

8. **食管结核**　食管结核多为全身性结核继发表现。内镜下可见凸向食管腔的黏膜下隆起灶,表面黏膜正常,有时表面溃烂,形成窦道、瘘口时可有白色干酪样坏死组织流出。超声下可见食管壁内不均匀低回声病灶,常侵犯食管管壁多个层次(图 3-20)。食管结核系少见病,确诊仍需综合多方面临床表现及组织病理学结果。

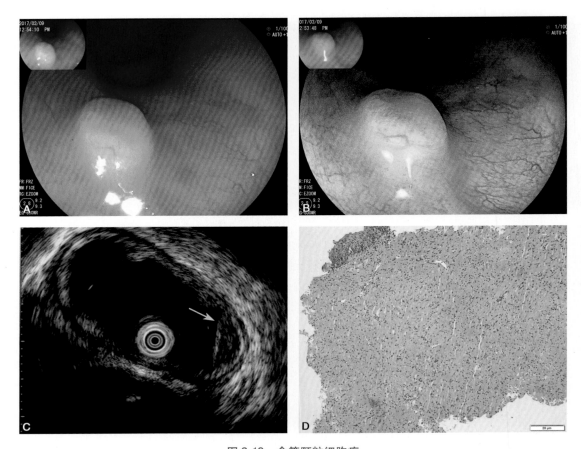

图 3-19　食管颗粒细胞瘤

A、B. 食管下段可见淡黄色黏膜下隆起灶；C. MPS 所见病灶位于黏膜下层，不规则，呈均匀低回声；D. 肿瘤细胞排列紧密，核小。

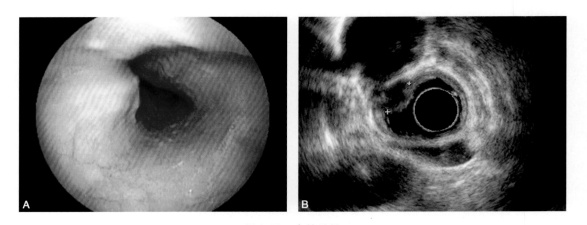

图 3-20　食管结核

A. 食管下段可见黏膜下隆起灶；B. 环扫型超声内镜所见局部食管壁不规则低回声病灶，病灶累及食管全层。

9. 食管神经内分泌肿瘤　神经内分泌肿瘤（类癌）在消化道中常见于阑尾和直肠,食管极其少见,内镜下常呈黄色类圆形病变,中央可有凹陷。超声可见来源于黏膜下层的中低回声占位,内部回声欠均匀,边界模糊,有时病灶可向下累及固有肌层（图 3-21）。

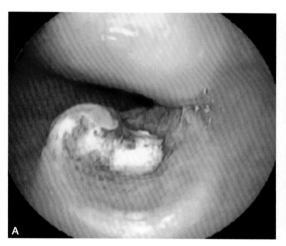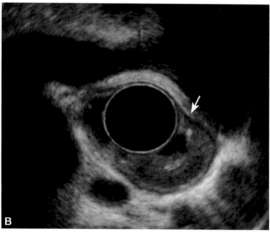

图 3-21　食管内分泌肿瘤
A. 食管中段见局部隆起,中央凹陷、糜烂、覆黄苔;B. 环扫型超声内镜见病灶主体位于黏膜下层。

10. 贲门失弛缓症　贲门失弛缓症超声下见食管管腔扩张,贲门处管腔狭窄,狭窄部位层次结构正常,但固有肌层增厚,其中以环形肌层为主（图 3-22,视频 3-3）。

视频 3-3　贲门失弛缓症

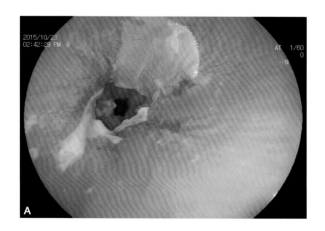

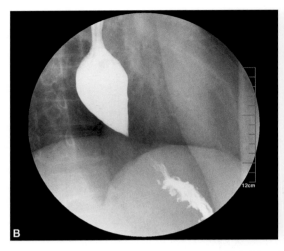
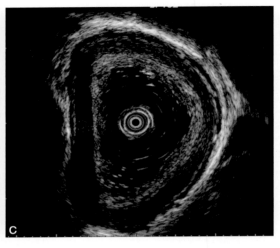

图 3-22　贲门失弛缓症

A. 内镜下见食管下段管腔狭窄,镜身无法通过;B. 上消化道气钡双重对比造影呈鸟嘴样狭窄;C. MPS 所见食管 5 层结构完整,固有肌层明显增厚。

三、食管腔外压迫的超声内镜表现

食管前方为气管、左喉返神经、左主支气管、心包和横膈;后方为胸椎、胸导管、奇静脉及胸主动脉;其左侧为主动脉弓的末端、左侧喉返神经、左锁骨下动脉、胸导管和左侧纵隔胸膜;其右侧为纵隔胸膜和奇静脉。通常情况下,可通过微探头超声观察到的结构有气管、胸椎、胸主动脉、主动脉弓、左心房、奇静脉和胸导管(图 3-23)。

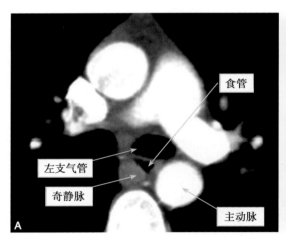
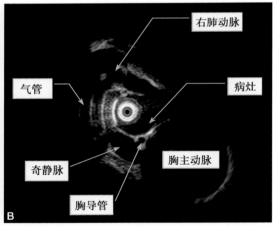

图 3-23　食管及周边结构(气管分叉层面)

A. CT 扫描;B. 微探头超声。

食管位于后纵隔内,自然状态与周边器官紧密相邻,食管充盈后可见到多个正常结构引起的外压性改变,熟悉这些"正常外压"的超声影像不仅可避免误诊,也是正确识别食管外病变的基础。以下介绍引起食管隆起的常见外压性结构。

1. 降主动脉压迫　降主动脉沿着食管的左后方下行,常规内镜下可见到食管后壁连续的条状隆起,有时可见搏动。降主动脉可导致食管后方明显隆起,尤其在体形消瘦者中。EUS下显示为直径较大的管腔,与食管长径平行,内部呈无回声。因 MPS 频率较高,超声穿透率差,有时无法显示整个主动脉切面,仅表现为弧形高回声和后方的无回声区域。有时主动脉走行变异,会在食管后方横跨并压迫食管,此时超声显示的降主动脉为柱状血管回声(图 3-24)。

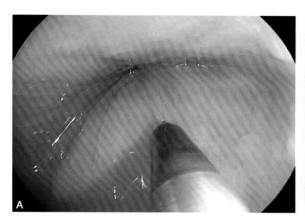
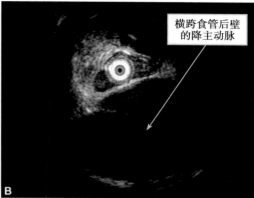

横跨食管后壁的降主动脉

图 3-24　横跨食管后壁主动脉引起的外压
A. 内镜可见后壁隆起至食管腔狭窄;B. 超声显示横跨食管后壁的降主动脉。

2. 支气管动脉及其动脉瘤外压　支气管动脉是肺支架组织的营养血管,供应呼吸性支气管以上的各级支气管的营养,起源于胸主动脉,右侧支气管动脉起源于胸主动脉后,于食管右前方绕过食管,进入肺之前通常在食管左侧走行。临床上,慢性肺部感染、支气管扩张或者先天性因素容易导致支气管动脉瘤样扩张而压迫食管,胃镜下表现为食管上段约距门齿 25cm 处黏膜下隆起改变,微探头超声下表现为管腔,环扫探查可显示管腔内丰富的血流信号,动态扫描能显示其汇入胸主动脉。

患者老年男性,因"吞咽困难"就诊,胃镜发现食管上段黏膜下隆起,推荐至我院行超声内镜检查,光镜下见食管上段后壁一光滑隆起,表面结节感(图 3-25A、B),超声微探头见均匀低回声病灶(图 3-25C ↑),其底部与巨大无回声弧形结构(图 3-25C ＊)相通,换环扫型EUS 多普勒探查,考虑病灶为降主动脉分支血管外压(图 3-25D ↑)。随后完善 CT 和计算机体层血管成像(computed tomography angiography,CTA)检查,证实结节样隆起为迂曲、变形的右支气管动脉(图 3-26)。

患者中年女性,因"吞咽时胸骨后不适"就诊,常规胃镜发现食管上段半球形光滑隆起(图 3-27A),考虑为黏膜下肿瘤,拟行超声内镜。EUS 探查见病灶为来源于右支气管动脉的瘤样扩张,内部见彩色血流信号,故考虑为右支气管动脉瘤外压(图 3-27B、C,视频 3-4)。遂行 CTA 检查以确认 EUS 判断,来源于十分罕见的右支气管动脉的多发动脉瘤,原因不明,多因动脉瘤破裂出血确诊,患者后行数字减影血管造影(digital substraction angiography,DSA)及栓塞治疗(图 3-27D、E,视频 3-5),食管隆起消失(图 3-27F、G)。

3. 气管压迫　气管在食管中、上段的右前方走行,是引起上、中段食管前壁外压的主要结构。左支气管于距门齿 25cm 左右横跨并压迫食管,形成食管的第二生理狭窄。气管内含大量气体,超声信号完全被反射,无法显示气管结构,但可见典型的多个平行展开的弧形高回声(图 3-28)。

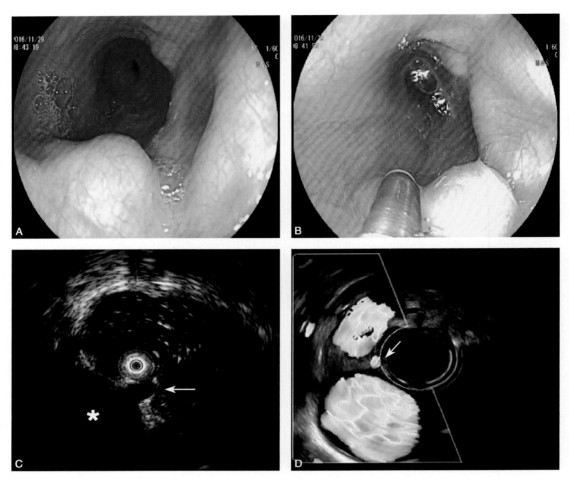

图 3-25 迂曲、变形的支气管动脉外压

A、B. 食管上段多发黏膜下隆起;C. MPS 见均匀低回声病灶(↑ 为病灶,＊为主动脉);D. 多普勒探查,考虑病灶为降主动脉分支血管外压。

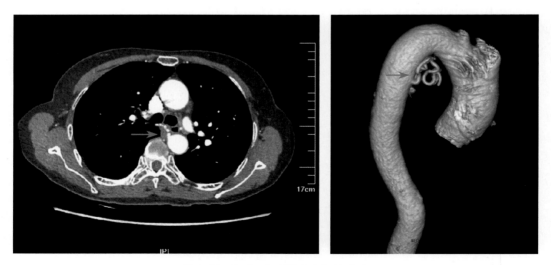

图 3-26 迂曲、变形的右支气管动脉

经 CT 和 CTA 证实,隆起灶为迂曲、变形的右支气管动脉(↑)。

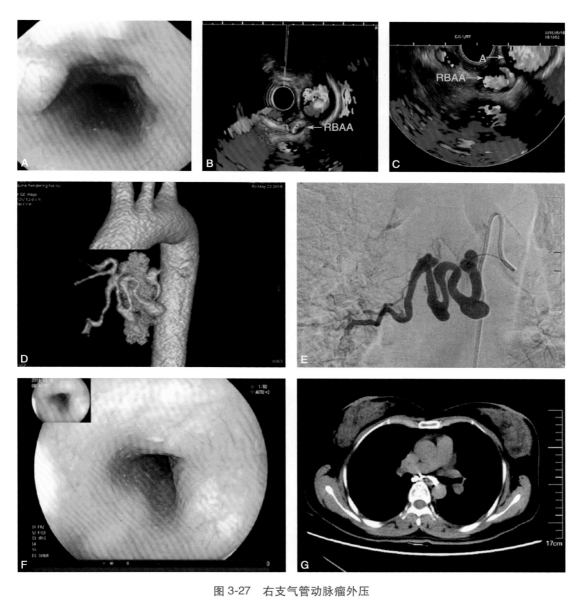

图 3-27 右支气管动脉瘤外压

A. 胃镜检查图像；B、C. EUS（其中 A 为主动脉，RBAA 为右支气管动脉瘤）；D. CTA 图像；E. 行 DSA 及栓塞治疗；F. 治疗后内镜图；G. 治疗后 CT 平扫图像（纵隔内可见高密度弹簧圈）。

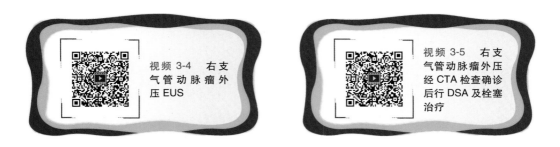

视频 3-4 右支气管动脉瘤外压 EUS

视频 3-5 右支气管动脉瘤外压经 CTA 检查确诊后行 DSA 及栓塞治疗

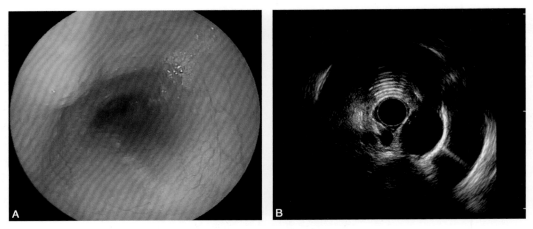

图 3-28　气管引起的外压
A. 内镜可见左壁隆起;B. EUS 显示 12 点处弧形高回声。

4. **脊柱椎体和椎间盘压迫**　脊柱走行于食管后方,消瘦的老年患者中可见到脊柱外压引起的食管后壁隆起,其特点是食管后壁高低起伏的柱状外压,隆起明显处是椎间盘,而连续隆起之间为椎体结构。MPS 下椎间盘表现为盘状中高回声,而椎体则表现为弧形高回声伴后方低回声声影(图 3-29)。

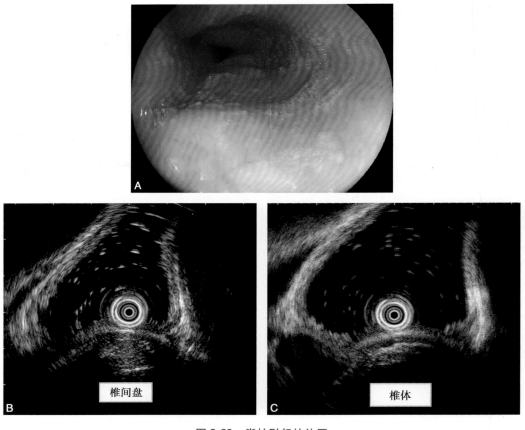

图 3-29　脊柱引起的外压
A. 内镜可见后壁高低起伏的柱状隆起;B. MPS 示 6 点处弧形高回声;C. MPS 示椎体结构。

5. **骨刺外压**　颈椎骨刺又称颈椎骨质增生,是指骨关节边缘上由于长期慢性损伤引起瘢痕组织增生,钙质沉着变成骨质而形成,是老年人退行性骨关节病的好发部位。微探头超声表现为黏膜下隆起(图3-30)。

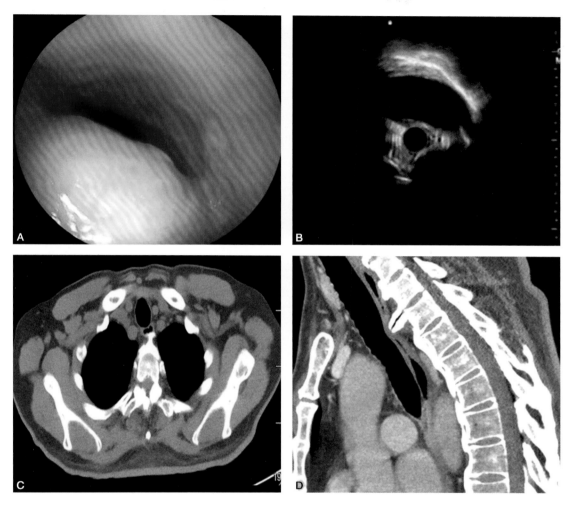

图 3-30　颈椎骨刺外压
A. 食管上段见巨大隆起;B. MPS 见食管外弧形高回声,后方声影;C、D. CT 证实为骨刺外压。

6. **右位主动脉弓**　右位主动脉弓是一种无分流先天性心脏大血管畸形。临床较罕见。主动脉自左心室发出后不跨越左主支气管,而跨越右主支气管向后降主动脉沿脊柱的右侧下降,直至接近横膈时才偏向左侧。因此,右位主动脉弓压迫食管所致的隆起位于食管右侧前壁(图3-31)。

7. **奇静脉弓外压**　常规胃镜见食管右前壁的黏膜下隆起,表面黏膜正常,微探头超声见管壁外类圆形的低回声病灶,内部可见散在点状高回声,动态扫查可见汇入上腔静脉(图3-32)。

8. **其他罕见的外压(纵隔肺)**　少数患者的左肺一叶横跨脊柱并导致食管外压性改变,超声探查同样见到的是多个平行展开的弧形气体回声(图3-33)。

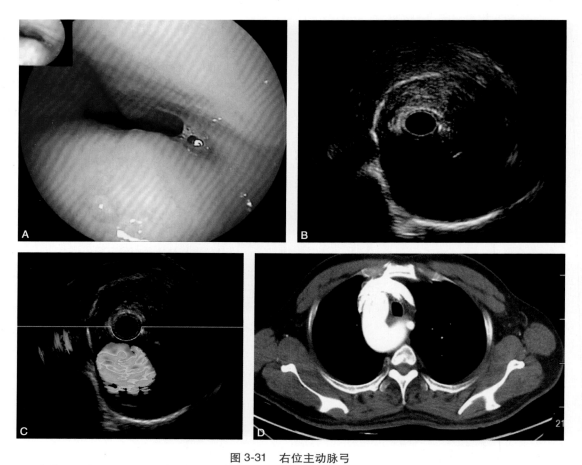

图 3-31　右位主动脉弓

A. 食管距门齿 22cm 处见隆起改变;B、C. 环扫型超声内镜示食管右侧前壁见管腔,管腔内可见血流信号;
D. CT 证实为右侧主动脉弓。

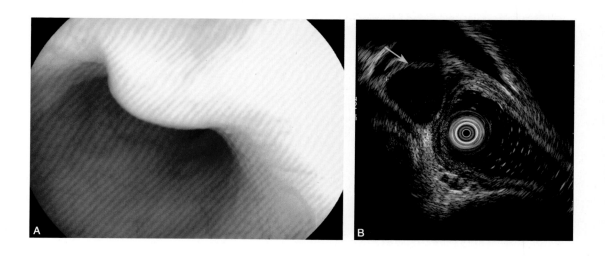

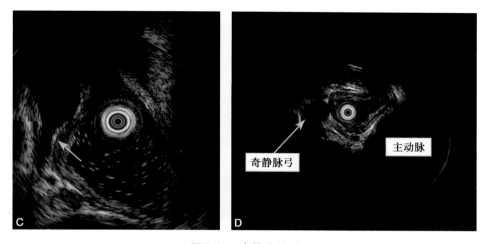

图 3-32　奇静脉外压

A. 食管右前壁隆起；B. MPS 见食管壁外类圆形低回声病灶（箭头）；C、D. MPS 动态扫描可见小管状结构汇入上腔静脉。

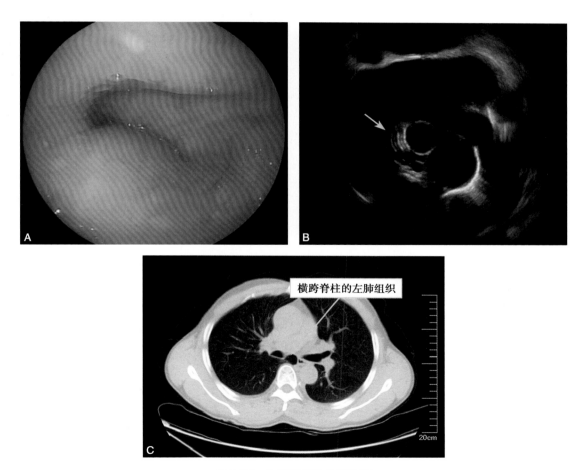

图 3-33　左肺引起的食管外压

A. 内镜可见食管后壁中段隆起；B. 超声发现气体回声；C. CT 证实为横跨脊柱的左叶压迫所致。

9. 动脉瘤　胸部动脉和静脉的瘤样扩张可压迫食管,内镜下表现与黏膜下肿瘤相似,两者必须仔细鉴别,否则误将血管瘤按黏膜下肿瘤进行镜下切除将引起严重后果,MPS沿食管动态扫查,可见血管瘤与外界血管相通。另一种鉴别方法是通过增益,可发现血管瘤内代表血细胞点状高回声,必要时完善环扫型超声或增强CT检查(图3-34)。

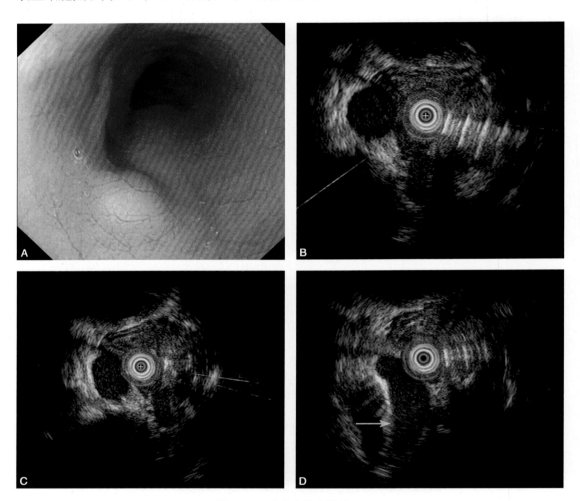

图 3-34　动脉瘤的食管外压

A. 内镜可见食管后壁中段隆起;B. MPS见9点钟方向食管壁外圆形无回声病灶;C. MPS动态扫描发现病灶变为短柱状;D.再上一平面见病灶与大血管相通(箭头)。

10. 食管旁淋巴结　MPS探查食管病变时偶尔可发现食管旁淋巴结(图3-35),有时淋巴结肿大时也可压迫食管壁而引起明显的黏膜隆起,因MPS无血流多普勒功能,淋巴结很难和血管鉴别,但是血管往往呈连续性,故动态扫查有助于两者鉴别。

早期食管癌淋巴结的转移率低,随着浸润深度增加而明显升高。食管原位癌(m_1)、侵及黏膜固有层(m_2)、侵及黏膜肌层(m_3)、侵及黏膜下层浅层(sm_1,黏膜下层深度 $\leqslant 200\mu m$)、侵及黏膜下层深层($sm_2 \sim sm_3$)的淋巴结转移率分别为 0、0 $\sim$ 5.6%、8% $\sim$ 18%、11% $\sim$ 53%和30% $\sim$ 54%。EUS不仅能清晰显示食管壁黏膜层、黏膜肌层、黏膜下层、固有肌层、外膜层5层结构,亦可清晰显示病灶周边是否存在淋巴结转移(图3-36)。因此,EUS在食管癌的

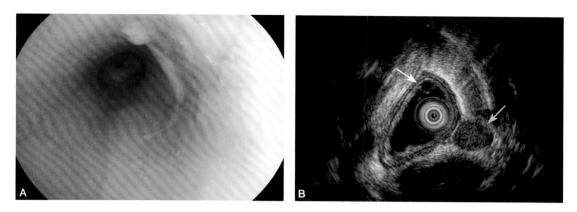

图 3-35 食管旁淋巴结

A. 内镜可见食管下端前壁隆起;B. MPS 探查病变(白色箭头)的同时可见食管旁淋巴结(黄色箭头)。

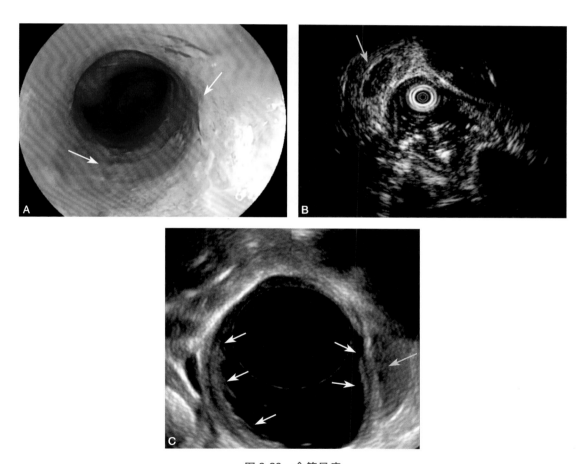

图 3-36 食管早癌

A. 内镜下见食管上段 2a 病变,病灶累及 4/5 食管周径;B、C. MPS 及环扫型超声内镜显示病变区域黏膜层增厚,部分区域黏膜层及黏膜下层分界不清(白色箭头),固有肌层尚完整,病灶外见肿大淋巴结(黄色箭头)。

TNM 分期中扮演着重要角色,可确定肿瘤浸润深度以及有无淋巴结转移。

四、食管病变的超声影像学特征(表3-1)

表 3-1　常见食管病变的超声内镜特征

层次	病变
黏膜层	偏高回声:息肉
	等回声:息肉、糖原棘皮症
	低回声:食管上皮内瘤变、食管癌、食管淋巴瘤、转移性肿瘤
	无回声:囊肿、曲张静脉
黏膜下层	高回声:脂肪瘤、纤维瘤
	低回声:颗粒细胞瘤
	无回声:曲张静脉、淋巴管瘤
肌层	低回声:平滑肌瘤、平滑肌肉瘤、间质瘤
外膜及以外	腔外压迫、曲张静脉
透壁生长	食管癌、食管淋巴瘤、恶性间质瘤、平滑肌肉瘤、转移性肿瘤及其他恶性肿瘤、食管结核、克罗恩病

第四章

胃 的 探 查

第一节 胃的解剖和正常超声影像

一、胃的大体解剖

胃是消化管最大的膨出部分,主体位于左季肋区,少部分位于中上腹。前壁右侧与肝左叶贴近,左侧与膈相邻,为左肋弓所掩盖。胃后壁与胰、横结肠、左肾和左肾上腺相邻,胃底与膈和脾相邻。贲门与幽门的位置比较固定,贲门位于第 11 胸椎左侧,幽门在第 1 腰椎右侧附近。胃大弯的位置较低,其最低点一般在脐平面。

胃可分为贲门部、胃底、胃体与幽门部。贲门部指贲门周围的部分,与胃的其他部分无肉眼可见的界限。胃底指贲门切迹平面以上的部分,亦称穹窿部。胃体上方与胃底相续,下界在胃小弯为角切迹,在胃大弯无明显界标,一般以胃大弯开始转为近于横向行走处为界,此处与角切迹的连线为胃体与幽门部的分界线。幽门部居胃体下界与幽门之间,相当于近幽门 7~8cm 的范围(图 4-1)。

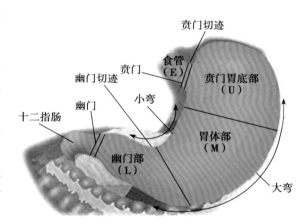

图 4-1 胃的分部

二、胃的组织结构

胃壁由黏膜、黏膜下膜、固有肌层和浆膜 4 层构成。黏膜层包括上皮层、固有层和黏膜肌层。黏膜上皮为柱状上皮。上皮向黏膜深部下陷构成大量腺体(胃底腺、贲门腺、幽门腺),它们的分泌物混合形成胃液,对食物进行化学性消化。黏膜下层位于固有肌层与黏膜层之间,是胃壁内最富于胶原的结缔组织层,含有丰富的血管淋巴网、自主神经丛。固有肌层由 3 层平滑肌构成,外层纵行,中层环行,内层斜行,其中环形肌最发达,在幽门处特别增厚,形成幽门括约肌(图 4-2)。

三、正常胃的超声影像

通常情况下胃壁表现为经典的 5 层结构,胃体大弯因皱襞较大,微探头超声下表现为1~3 层结构向上隆起构成皱襞。胃角为胃窦和胃体连接折叠处,在胃角两侧的胃窦或胃体扫描时,常可见两个胃腔,且胃角处的胃壁结构模糊(图 4-3)。

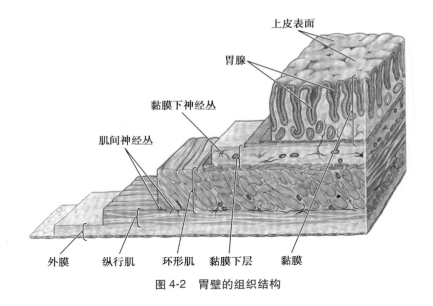

图 4-2　胃壁的组织结构

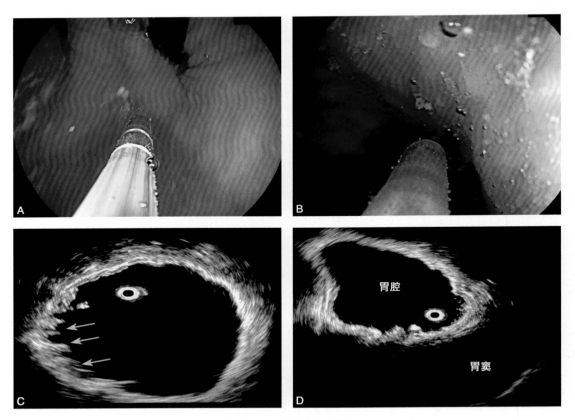

图 4-3　正常胃超声影像

A. 探查胃底探头角度;B. 探头在胃体小弯侧探查的视角;C. 胃体大弯侧的 MPS 图(箭头指示大弯皱襞);
D. 胃角的 MPS 图像,可同时观察到胃窦及胃体两个腔道。

第二节　胃的微探头超声探查技巧

胃部疾病是超声内镜最常见临床适应证,不同区域的探查方法各有特点,下面分别进行阐述。

一、贲门区域

贲门区域是食管和胃连接处,通常呈收缩状态,因腔道直、位置高、难储水,且患者下咽的唾液易聚积在贲门下方后壁区域,严重干扰超声信号,故贲门是 MPS 操作的困难区域之一,虽然可采用胃内注满水来浸没贲门区,但是该方法注水量大,易引起患者不适及呕吐。简易水囊法(详见第二章)比较适用于贲门部位病灶的探查。水囊可整个裹住内镜的前端,从而令伸出的超声微探头位于水囊的内部。此时无需向消化腔内注水,仅需充盈水囊,并将水囊贴合于病灶表面即可(图 4-4)。

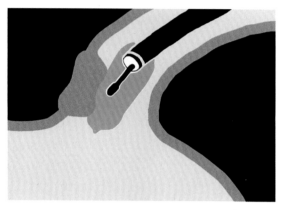

图 4-4　贲门病灶的水囊探查

二、胃底穹窿部

胃底穹窿部是倒镜才能观察的区域,通常仅需注入 250ml 左右水即可浸没胃底,但是胃底平面与超声探头长轴垂直,病灶与扫描平面平行。此外,胃底探查容易受到呼吸和心脏运动的影响而较难获得清晰图像,因此胃底病灶,尤其是接近贲门区域的探查是困难的。可以尝试用探头顶住胃底使其前端弯曲,从而使扫描平面与病灶垂直,但是该方法容易损伤黏膜且加速探头耗损。胃底病灶有时可以采用"钓鱼"手法来完成,即采用顺镜方式在贲门处扫描胃底病灶的方法,因探查时无法直视病灶,仅使用探头(鱼钩)在病灶预计的区域晃动来"钓取"超声影像,该方法对接近前、后壁的胃底病灶效果较好(图 4-5)。

三、胃体

相对于胃的其他区域,胃体病灶的探查相对简单,适合初学者来熟悉典型疾病超声图像和增强信心。胃体探查容易获得垂直角度(如小弯及后壁),且少量水即可浸没病灶,但是胃体大弯往往需要倒镜来完成扫描。

四、胃窦

胃窦疾病众多,但该区域是 MPS 检查的困难部位之一,主要因为:①左侧卧位时胃窦是胃腔的最高点,需要注入大量脱气水才能浸没病灶(约 1 000ml),此状态下胃腔扩张明显,易引起患者不适和呕吐,个别患者甚至无法得到有效胃窦充盈;②胃窦蠕动剧烈;③操作过程中十二指肠的胆汁会逆流至胃窦,从而使水混浊,病灶定位困难。

基于以上原因,胃窦病变的探查可考虑以下解决方案:①术前使用解痉药(如山莨菪碱

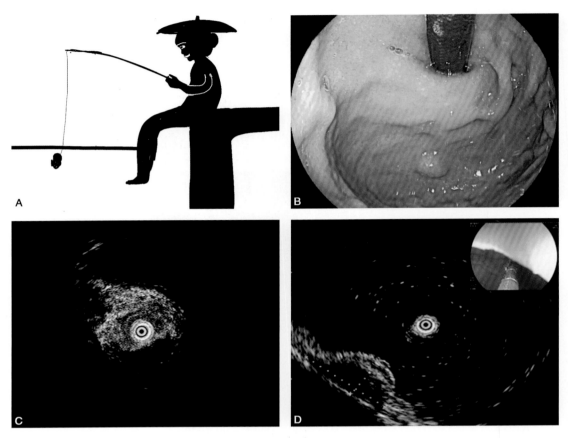

图 4-5 胃底穹窿病灶的"钓鱼"手法

A. 示意图（强调该技巧扫描时胃镜不能直视病灶）；B. 倒镜见胃底偏前壁局部隆起；C. 常规倒镜情况下扫描图像（因无法使扫描平面和病灶垂直）；D. 改为从贲门处采用"钓鱼"手法探查得到的图像（此时无法直视病灶）。

等）以抑制胃窦蠕动。②采用上半身抬高的特殊体位（类 ERCP 位，图 4-6）可以降低胃窦位置，从而改善胃窦充盈。不建议采用右侧卧位、平卧位及半坐位，因实际操作困难且有误吸风险。③考虑采用"负压吸引"技巧。为解决这个问题，可以在注水前采用内镜前端顶住病灶相邻黏膜并负压吸引，使黏膜面出现类圆形的红色充血印迹（图 4-7）。接下来超声探查仅需要将探头放置在红色区域上进行定位探查即可。

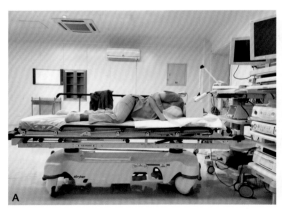
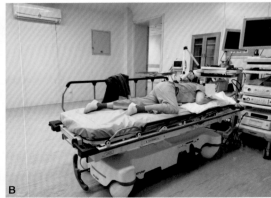

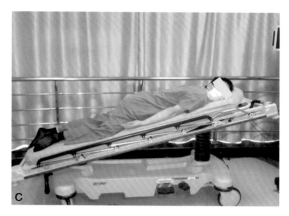

图 4-6 探查胃窦病变的特殊体位
A. 正常胃镜检查体位;B. ERCP 体位;C. 类 ERCP 体位。

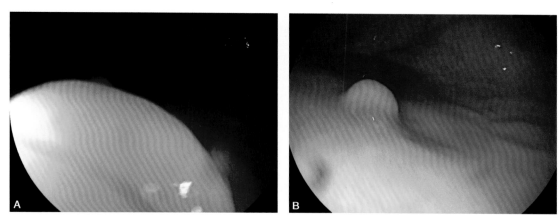

图 4-7 "负压吸引"手法
A. 胃镜负压吸引病灶周边黏膜;B. 吸引后形成的记号。

第三节 胃部疾病的微探头超声图像特点

一、黏膜来源的病变

1. **息肉** 各种类型的胃息肉 MPS 下表现为来源于胃壁第 1 层的中高回声病灶,内部回声均匀或欠均匀(图 4-8);部分宽蒂息肉带有粗大的滋养血管,内镜下摘除后易引起创面出血,通过 MPS 可清晰显示息肉内的血管,有助于制订正确的内镜治疗策略,预防术中、术后出血。

2. **胃溃疡** 胃溃疡系常见疾病,超声内镜尚不能准确鉴别其良恶性,但对于疑为胃癌或淋巴瘤而活检病理无法明确的病例,可行超声内镜检查协助定性诊断。超声内镜下若溃疡低回声区边界不完整、明显向侧方延伸、周围胃壁层次紊乱,则提示癌变可能(图 4-9,图 4-10)。

3. **胃癌** 胃癌为我国常见恶性肿瘤,MPS 下典型表现为边界不规则、不均匀低回声或混杂回声肿块影侵犯正常胃壁结构。肿块侵犯的最深层即为肿瘤浸润深度(T 分期,

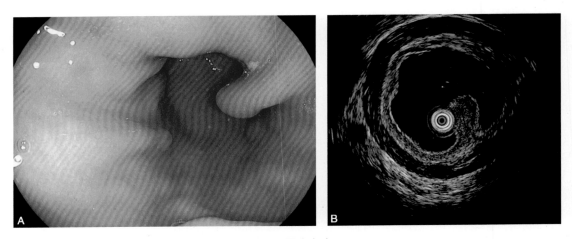

图4-8 胃窦息肉

A.胃窦后壁隆起灶;B.MPS提示病灶来源于黏膜层,呈等高回声。

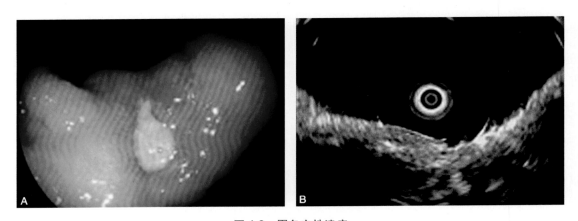

图4-9 胃角良性溃疡

A.胃角中央见1.0cm溃疡,底覆厚白苔,周边黏膜充血、水肿;B.MPS所见溃疡局部第1~3层中断,固有肌层完整。

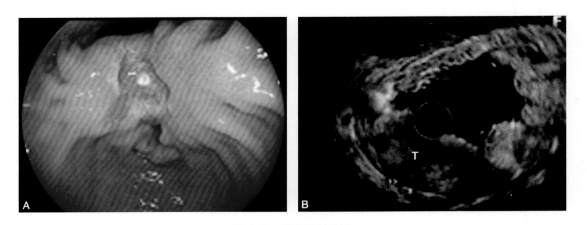

图4-10 胃角恶性溃疡

A.胃角中央见1.0cm溃疡,底覆污苔,周边黏膜充血、水肿不明显,周边堤样隆起;B.MPS所见胃角局部第1~3层结构消失,可见低回声肿块,肿块尚未累及固有肌层。

表 4-1),而肿块影是否侵犯胃壁第 4 层(固有肌层)为鉴别早期胃癌和进展期胃癌的标准。超声内镜区分早期与进展期胃癌的准确率可达 85% 以上。操作者的技巧和经验对结果有直接影响。肿瘤内部机化、溃疡瘢痕形成可能导致分期偏高,而未能观察到肿瘤局限深部浸润将使得分期偏低。胃癌诊断实例参见图 4-11~图 4-16。

皮革胃(即弥漫浸润型胃癌)在常规内镜下的典型表现为皱襞肥厚、胃腔狭小、结节形成等,部分病例仅表现为胃壁局部僵硬、异常成角、皱襞排列迂曲而呈异乎寻常的规则等。超声内镜下典型表现为胃壁弥漫增厚伴正常层次结构完全消失,少数皮革胃可局限于肌层或黏膜下层。与表现为皱襞肥厚的胃淋巴瘤相比,皮革胃的回声更为杂乱,而淋巴瘤更多表现为均匀而细密的低回声;界面层的正常回声带是否保留,并不能作为鉴别两者的依据(图 4-17)。

表 4-1 胃癌 T 分期(AJCC 第 7 版)

浸润深度(T)	
T_x	无法评估原发肿瘤
T_0	无原发肿瘤依据
Tis	原位癌(包括高级别上皮内瘤变,肿瘤不侵犯黏膜固有层)
T_1	肿瘤局限于黏膜固有层、黏膜肌或黏膜下层
T_{1a}	肿瘤局限于黏膜固有层或黏膜肌
T_{1b}	肿瘤局限于黏膜下层
T_2	肿瘤侵犯固有肌层
T_3	肿瘤侵犯浆膜下层,但未累及浆膜或邻近脏器。肿瘤可侵犯胃结肠、肝胃韧带、大网膜、小网膜,但未累及以上结构的脏腹膜
T_4	肿瘤累及浆膜(脏腹膜)或邻近脏器
T_{4a}	肿瘤累及浆膜(脏腹膜)
T_{4b}	肿瘤侵犯邻近脏器(脾、横结肠、肝、横膈、胰腺、腹壁、肾、肾上腺、小肠和后腹膜)

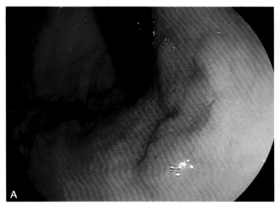
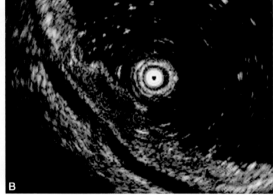

图 4-11 0-Ⅱa 型早期胃癌局限于黏膜内

A. 小弯侧近胃角可见 1.5cm Ⅱa 型病灶;B. MPS 所见局部黏膜层明显增厚,其余各层结构完整。

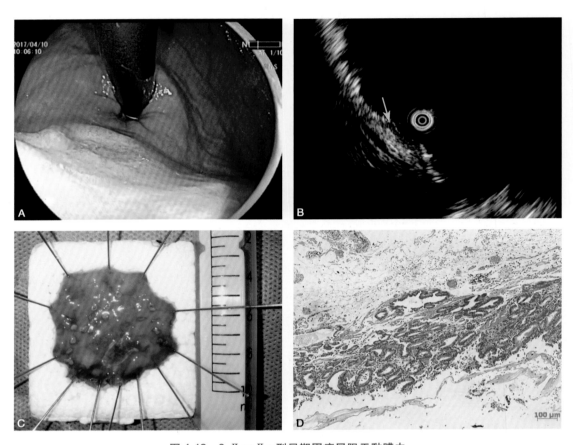

图 4-12 0-Ⅱa+Ⅱc 型早期胃癌局限于黏膜内

A. 胃体后壁近贲门可见Ⅱa+Ⅱc型病灶;B. MPS 所见病灶黏膜层增厚,病灶中央稍凹陷,其余各层结构完整;C. ESD 术后大体标本;D. 病理证实病灶局限于黏膜内。

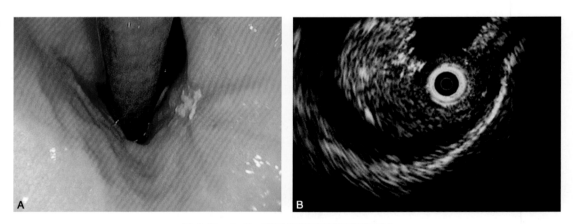

图 4-13 0-Ⅱc 型早期胃癌侵犯黏膜下层

A. 小弯侧近胃角可见 0.8cm Ⅱc 型病灶,表面覆白苔;B. MPS 所见病灶累及黏膜下层。

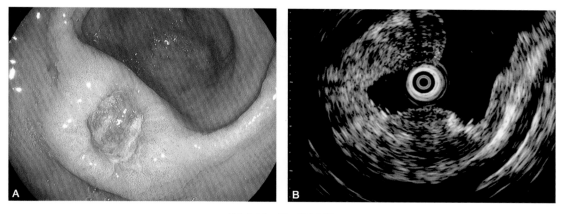

图 4-14　T$_{1b}$ 期胃癌

A. 胃窦大弯侧可见 1.0cm 溃疡，底覆白苔，周边黏膜似黏膜下肿瘤改变；B. MPS 所见黏膜层明显增厚，病灶累及黏膜下层。

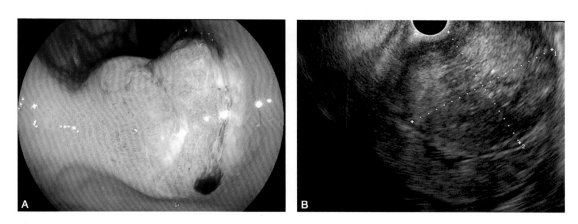

图 4-15　T$_{4a}$ 期胃癌（胃癌累及胃壁全层）

A. 胃角可见增生性病灶，病灶表面溃烂伴污苔、血痂；B. 环扫型超声内镜局部可见低回声肿块，肿块累及胃壁全层。

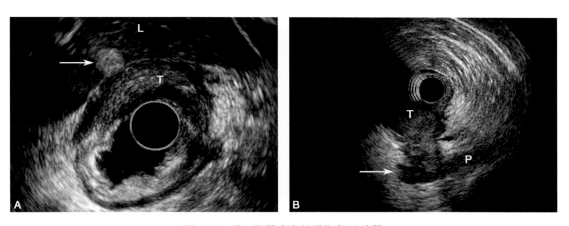

图 4-16　T$_{4b}$ 期胃癌直接浸润邻近脏器

A. 胃体肿瘤直接侵犯肝脏，肝左叶可见高回声转移结节（箭头）；B. 环扫型超声内镜所见胃体肿瘤（箭头）向后直接侵犯胰腺。

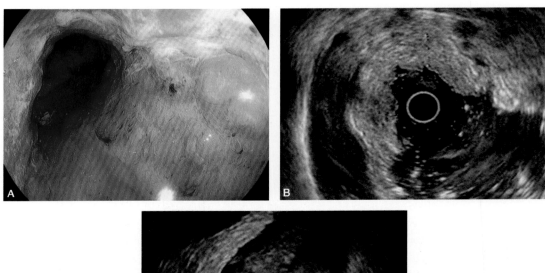

图 4-17　皮革胃

A. 内镜下典型表现,胃腔狭小,正常皱襞消失,胃壁呈结节状;B、C. 环扫型超声内镜显示胃壁全周性增厚,呈不规则低回声。

4. 淋巴瘤　胃淋巴瘤通常指局限于胃及邻近淋巴结的淋巴瘤,近期观点认为如果病变的主体在胃,即可认为淋巴瘤原发于胃,而无论病灶是否存在远处甚至骨髓转移。病理类型主要有高度恶性的 B 细胞淋巴瘤及低度恶性的黏膜相关淋巴组织(mucosa-associated lymphoid tissue,MALT)淋巴瘤,幽门螺杆菌感染被认为是后者的病因。

内镜下胃淋巴瘤形态可呈浅表型(多为Ⅱc样)、肿块型、溃疡型、弥漫浸润型或多种形态混合。典型的进展期淋巴瘤常呈多灶性,子病灶的形态可相似或迥异,可自行愈合,此消彼长。

当淋巴瘤局限于黏膜内时,超声内镜常无法准确诊断(图 4-18)。病灶累及黏膜下层时,超声内镜下可见胃壁 5 层结构的第 2、3 层异常增厚、回声均匀减弱,但各层次结构仍存在(图 4-19～图 4-21),有时可在黏膜下层中探及低回声的淋巴滤泡。当病灶浸润深层,则出现超声内镜典型影像:均匀致密、境界清晰的弱低回声肿块,常向侧方浸润,累及范围广,伴病灶处胃壁原有层次结构消失(图 4-22),有时可探及转移淋巴结。

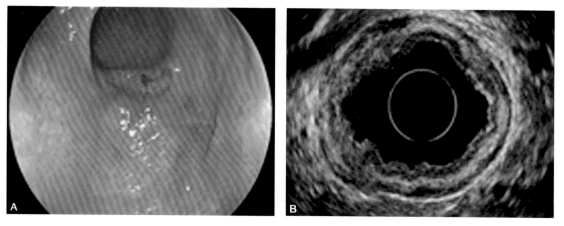

图 4-18　胃 MALT 淋巴瘤（浅表型，局限于黏膜内）
A. 胃窦大弯侧黏膜发红；B. MPS 病灶处黏膜层次结构正常。

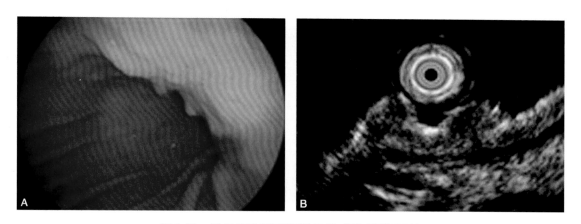

图 4-19　胃 MALT 淋巴瘤（浅表型，侵犯黏膜下层）
A. 胃体小弯侧中部可见凹陷性病灶，周边皱襞纠集；B. MPS 所见局部 5 层结构存在，但第 2、3 层异常增厚、回声均匀减弱。

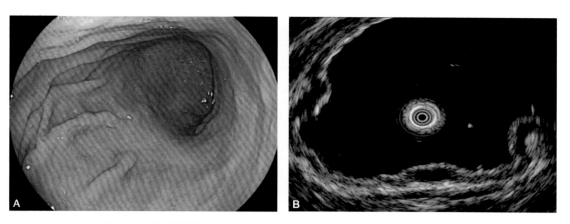

图 4-20　胃 MALT 淋巴瘤（超声显示局部胃壁增厚，以黏膜下层为主）
A. 胃体大弯侧中部近后壁可见局部皱襞中断、凹陷性；B. MPS 所见局部 5 层结构存在，但局部第 2、3 层异常增厚、回声均匀减弱。

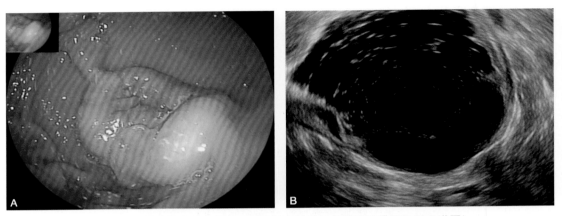

图 4-21　胃弥漫大 B 细胞淋巴瘤(超声显示局部胃壁黏膜下层明显增厚)
A. 胃体大弯侧近胃窦可见隆起灶,中央黏膜糜烂;B. 环扫型超声内镜所见局部黏膜下层低回声肿块,尚未累及固有肌层。

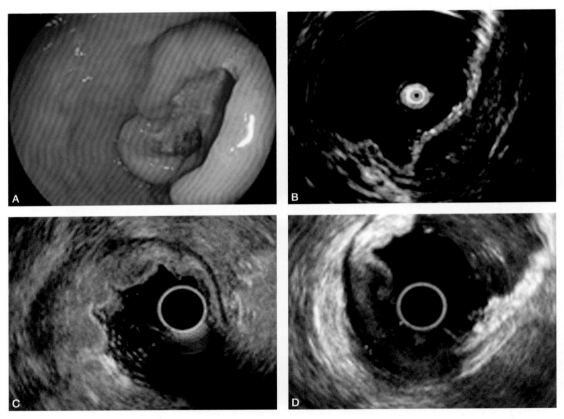

图 4-22　高度恶性胃淋巴瘤(溃疡型,侵犯全层)
A. 内镜下可见环绕生长的溃疡增殖灶,周边卷曲,形成环堤;B~D. MPS 及环扫型超声内镜见胃壁局部显著增厚,呈均匀的弱低回声,正常层次消失。

二、黏膜下病变

　　黏膜下病变在内镜检查中比较常见。超声内镜能明确病灶来源、判断病灶的大小与层次起源,指导治疗和随访。各种常见胃黏膜下肿物的层次来源参见表 4-2。

表 4-2　常见胃黏膜下肿瘤的层次来源

病种	ep	m	sm	mp	se
异位胰腺	○	●	●	○	
脂肪瘤			●		
纤维瘤			●		
囊肿			●		
静脉瘤		○	●		○
类癌		●	●	○	
低度恶性 GIST		●		●	
高度恶性 GIST/平滑肌肉瘤	○	○	○	●	○
腔外压迫			胃壁完整		

注：ep，上皮层；m，黏膜层；sm，黏膜下层；mp，固有肌层；se，浆膜层；GIST，胃肠道间质瘤（gastrointestinal stromal tumor）。●表示肯定受累的层次，○表示可能受累的层次。

1. **神经内分泌肿瘤**　神经内分泌肿瘤又称类癌，起源于黏膜固有层深层，内镜下大多表现为表面发黄或类似正常色泽的息肉样隆起，直径大多为 1~2cm。有时表现为多灶病变，伴有多发内分泌腺瘤病时尤甚。超声下表现为边界清晰、内部多略呈回声递减的低回声病灶（图 4-23，视频 4-1，图 4-24），超声可以明确神经内分泌肿瘤的浸润深度，为选择开腹手术或内镜下治疗提供客观依据。

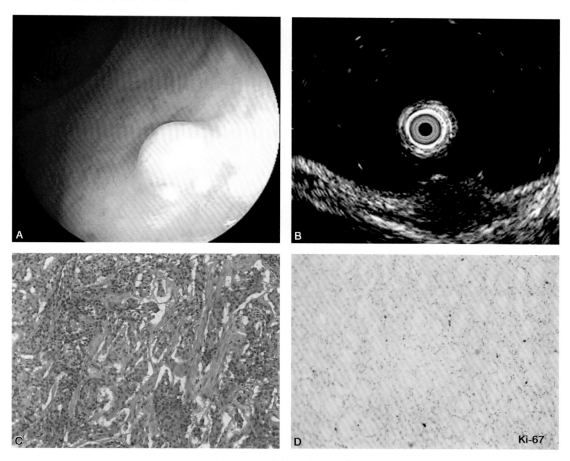

图 4-23　胃窦神经内分泌肿瘤
A. 胃窦后壁黏膜下隆起灶，表面发黄；B. MPS 所见病灶来源于黏膜下层，内部呈回声递减的低回声病灶；C、D. 病理证实为神经内分泌肿瘤，免疫组化证实为 G1 期（Ki-67<2%）。

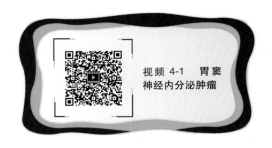

视频 4-1 胃窦神经内分泌肿瘤

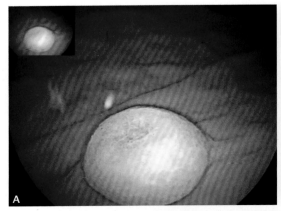

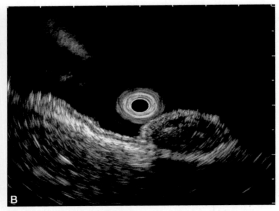

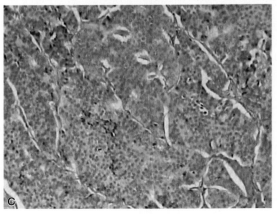

图 4-24 胃体神经内分泌肿瘤

A. 胃体大弯侧黏膜下隆起,顶部无侵蚀表现的红晕凹陷;B. MPS 所见病灶来源于黏膜下层,内部呈均匀低回声改变;C. 病理证实为神经内分泌肿瘤。

2. **胃脂肪瘤** 胃脂肪瘤是胃良性间质性肿瘤,发病率低,进展缓慢,恶变极少,多在常规胃镜检查时偶然发现,可发生于胃体和胃窦,以胃窦部多见,与食管和肠道来源的脂肪瘤不同,胃脂肪瘤内镜下多不表现为黄色外观,其表面黏膜正常。超声显示病变通常位于黏膜下层,边界清晰、均匀的高回声肿块,诊断较易(图 4-25,视频 4-2),部分脂肪瘤为外生性,其黏膜侧隆起不明显(图 4-26)。

3. **胃纤维瘤** 胃纤维瘤内镜下常为扁平或条块状隆起,表面光滑,质地偏硬。超声下表现为来源于黏膜下层的椭圆形高回声病灶,回声强度略低于脂肪瘤(图 4-27)。

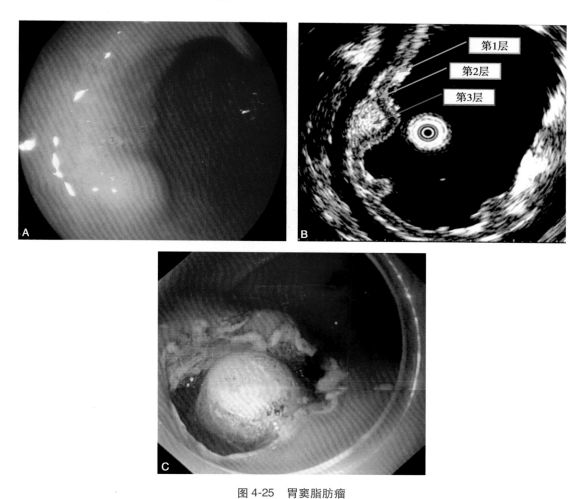

图 4-25　胃窦脂肪瘤

A. 胃窦前壁隆起,表面光滑;B. MPS 探查见病灶来源于黏膜下层,内部为均匀高回声,边界清晰;C. 表面黏膜切开后,可见球形黄色脂肪瘤。

视频 4-2　胃窦脂肪瘤

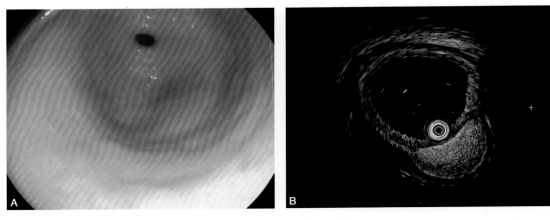

图 4-26　胃窦脂肪瘤(外生性)
A. 胃窦后壁黏膜略隆起;B. MPS 探查见黏膜下层高回声病灶外生性生长。

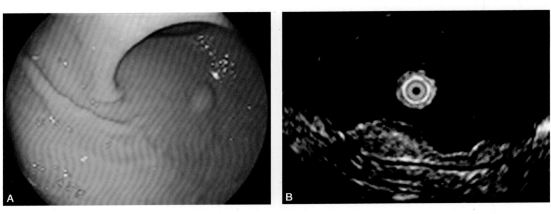

图 4-27　胃窦纤维瘤
A. 胃窦大弯黏膜略隆起;B. MPS 探查见黏膜下层来源的中高回声病灶。

4. **神经鞘瘤**　神经鞘瘤及间质瘤超声下均表现为起源于肌层的低回声病灶,仅凭 EUS 的声像特征很难将两者区分(图 4-28)。免疫组化以 CD117 阳性者或者 CD117 阴性而 CD34 阳性者,且伴平滑肌及神经双向分化或无分化者,可诊断为间质瘤;以 S-100 阳性,CD117、Desmin、SMA 均阴性诊断为神经鞘瘤。

5. **血管**　黏膜下层分布的较大血管也可造成胃黏膜的局限隆起,以静脉为主,多见于胃底及高位胃体,超声下可见黏膜下层的管腔(图 4-29)。黏膜下层的动脉细小,极其罕见的情况下可发生动脉畸形(图 4-30),鉴别困难时需借助常规环扫型超声内镜的彩色多普勒功能。

6. **异位胰腺**　异位胰腺又称迷路胰腺或副胰,异位胰腺多起源于黏膜下层,并可透壁生长,约 90% 的异位胰腺位于上消化道,胃内的异位胰腺多位于距幽门 5cm 以内的大弯侧,内镜下可见特征性的脐样凹陷。内镜下可表现为表面光滑的黏膜下隆起(图 4-31,视频 4-3),更为多见的是具有中央凹陷的盘状隆起,超声下见黏膜下层的低回声、等回声或混合回声隆起,内部常伴不均匀的高回声光点,有时可见管腔和中央凹陷相通(图 4-32)。

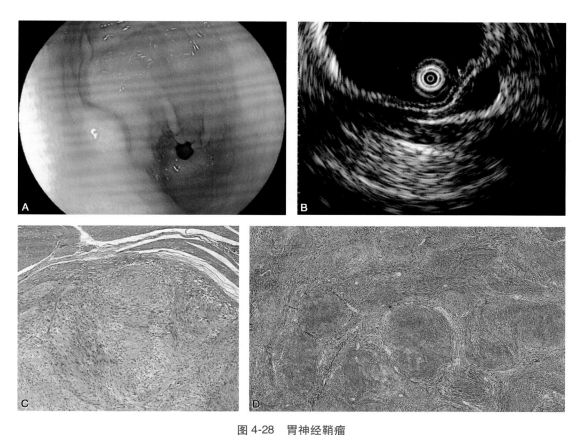

图 4-28 胃神经鞘瘤

A. 胃窦前壁黏膜下隆起;B. MPS 探查见固有肌层来源的均匀低回声病灶;C、D. 病理证实为神经鞘瘤,S-100 阳性。

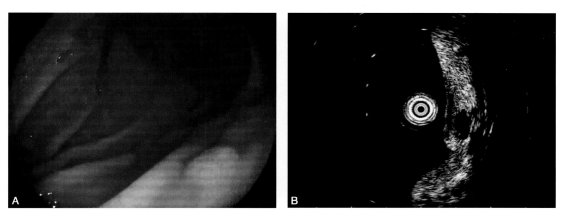

图 4-29 胃黏膜下层静脉

A. 高位胃体后壁黏膜略隆起;B. MPS 探查见黏膜下层来源的无回声管腔样结构。

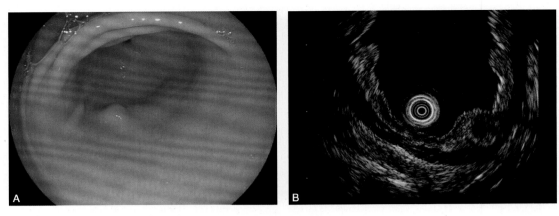

图 4-30 胃黏膜下层动脉瘤

A. 胃窦大弯侧黏膜局限隆起;B. MPS 探查见黏膜下层来源的管状结构(管壁较厚)。

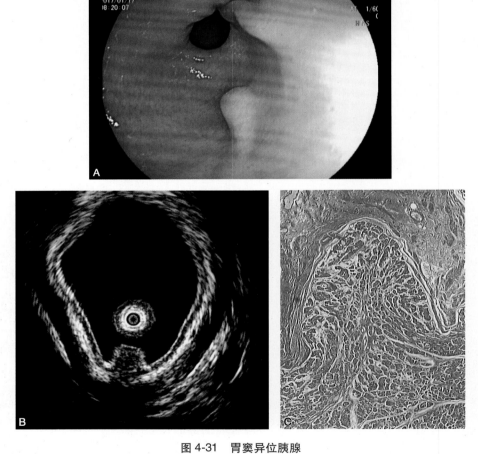

图 4-31 胃窦异位胰腺

A. 胃窦前壁隆起,表面光滑;B. MPS 探查见病灶来源于黏膜下层,内部为中低混合回声,边界欠清;C. 病理最终证实为黏膜下层异位胰腺。

视频4-3　胃窦异位胰腺

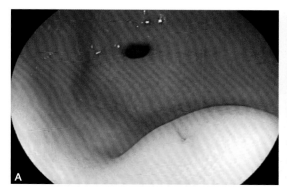
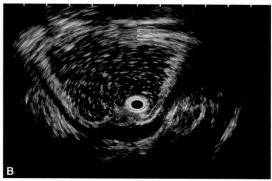

图4-32　胃窦异位胰腺

A.胃窦大弯侧黏膜隆起,中央似可见开口;B.MPS探查见病灶来源于黏膜下层,呈中低混合回声,内部可见与凹陷相通的无回声管腔样结构。

7.**胃囊肿**　胃囊肿可见于胃部各个区域,来源于黏膜下层,但相对于食管和肠道,胃黏膜层较厚,透光感不明显,不易与胃平滑肌瘤、纤维瘤、脂肪瘤及平滑肌肉瘤等黏膜下病变相鉴别。超声内镜能准确地区分囊液与实质性病变,此外,MPS探头压迫囊肿,使其凹陷、变形,有助于与其他胃壁实性病灶相鉴别(图4-33)。有时胃壁囊肿体积较大,MPS无法探查全貌,应及时改为环扫型超声内镜完成检查(图4-34)。

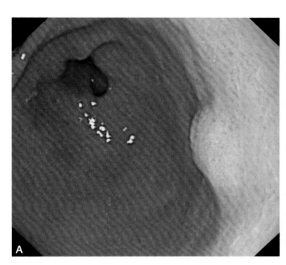
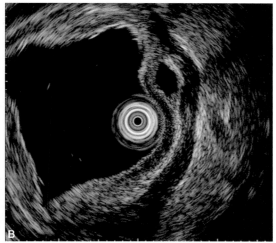

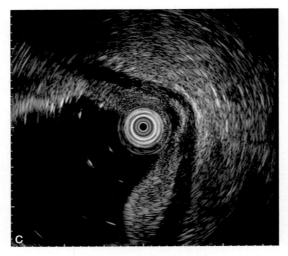

图 4-33　胃窦后壁囊肿
A. 胃窦后壁黏膜完整的局限隆起；B. MPS 探查见病灶来
源于黏膜下层，内部无回声结构；C. MPS 探头压迫后，可
见病灶变形显著。

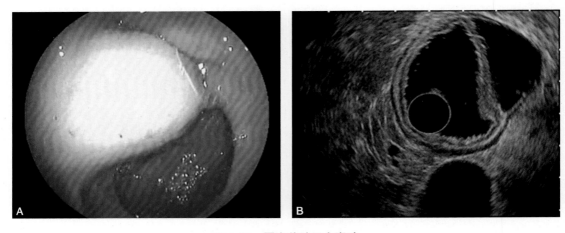

图 4-34　胃窦前壁巨大囊肿
A. 胃窦前壁可见巨大隆起性改变；B. 环扫型超声内镜探查见来源于黏膜下层的巨大囊肿，内部无回声
结构。

8. **胃壁钙化灶**　钙化灶一般继发于炎症和结核，多见于肝、脾等实质脏器，胃壁钙化灶极其罕见，具体病因不明。胃镜下钙化灶为典型的黏膜下隆起，表面黏膜光滑、完整，超声下表现为与结石相似的强回声团，其后方伴声影，故无法显示局部胃壁全层结构（图 4-35）。

9. **黏膜下腺癌**　黏膜下腺癌极为罕见，多见于近贲门区域，推测其组织来源为黏膜下层的贲门腺腺体，胃镜下表现为典型的黏膜下病变，超声下见病灶来源于黏膜下层，内部为不均匀的低回声，病灶边界不清晰，其下方肌层尚完整（图 4-36，视频 4-4）。

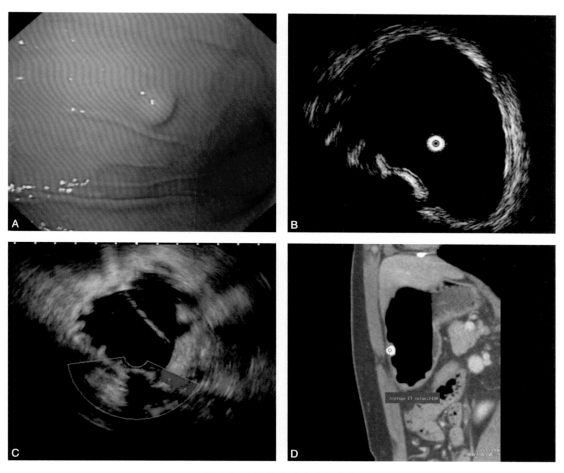

图 4-35　胃体前壁大弯钙化灶

A. 胃体大弯侧局限性隆起灶；B. MPS 探查见黏膜下层来源的弧形强回声，后方声影明显；C. 环扫型超声内镜显示病灶后方的声影；D. CT 证实胃壁内球形钙化灶。

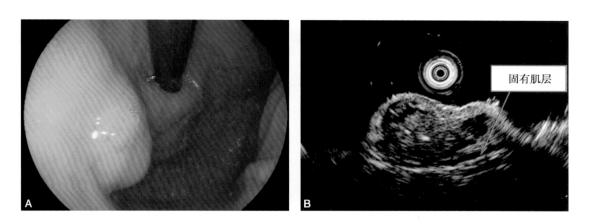

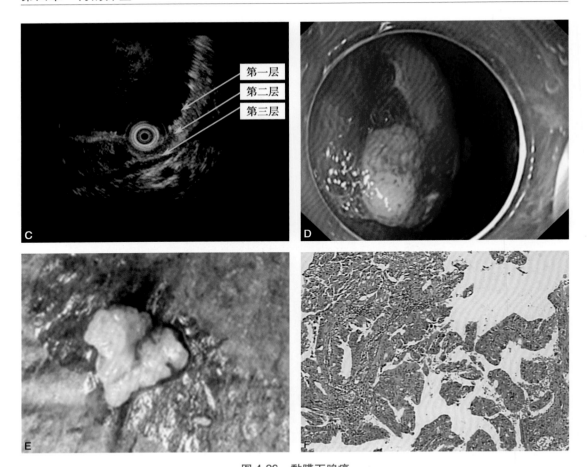

图 4-36　黏膜下腺癌

A. 内镜见贲门下胃壁隆起,表面光滑;B. MPS 探查见病灶来源于黏膜下层;C. 病灶边缘探查,确定起源;
D. 黏膜切开后,见白色鱼子样病灶;E. 切除后大体标本;F. 病理证实为乳头状癌。

视频 4-4　黏膜下腺癌

　　10. 炎症纤维性息肉　炎症纤维性息肉是特发于胃肠道的良性瘤样病变,来源于黏膜下层,由血管、纤维细胞和炎症细胞组成,好发于胃窦部。内镜下典型特征为息肉样隆起,隆起顶端呈龟头样改变。超声下显示病变分界不明确,肿瘤内部呈中低回声(图 4-37)。

　　11. 深在性囊性胃炎　深在性囊性胃炎(gastritis cystica profunda,GCP)是在炎性刺激下,胃黏膜内的腺体向黏膜肌层以下生长并扩张成囊的病变,属于临床少见疾病,病理特征为黏膜肌层连续性破坏,胃小凹延长,腺体囊性扩张和增生,偶可伴有不典型增生。GCP 胃镜下表现与黏膜下肿瘤相似,黏膜呈球形或半球形隆起,色泽正常,可伴有桥型黏膜皱襞形成。超声内镜通过对病变大小、表面轮廓、起源深度和囊性变化的综合观察进行诊断,超声下特征性表现包括有大范围的胃壁增厚和黏膜下层低回声区域(图 4-38)。

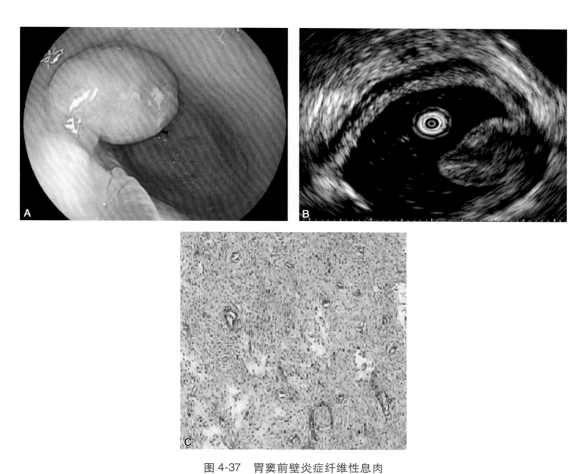

图 4-37　胃窦前壁炎症纤维性息肉

A. 胃窦前壁见隆起灶,顶端糜烂;B. MPS 探查见黏膜下层来源的低回声病灶;C. 病理见病变由大量血管、纤维细胞和炎症细胞构成。

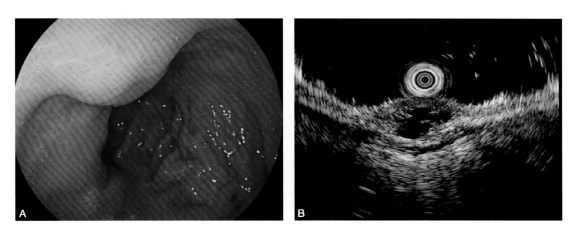

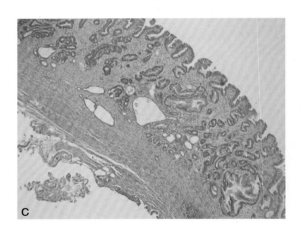

图 4-38　深在性囊性胃炎
A. 胃体小弯侧见黏膜下隆起；B. MPS 下可见病灶来源于黏膜下层，内部呈无回声改变，可见散在结节样隆起；C. 病理证实为深在性囊性胃炎。

12. **间质瘤/平滑肌瘤**　胃肠间质瘤属于消化道肌源性肿瘤，大多位于固有肌层，少数来源于黏膜肌层，免疫组化 CD117（KIT）和 CD34 阳性，而平滑肌瘤免疫组化 CD117 和 CD34 阴性。常规内镜下两者均表现为典型的黏膜下肿瘤形态，黏膜面常光滑。超声下均表现为源自固有肌层或黏膜肌层的低回声病灶，内部回声均匀（图 4-39）。

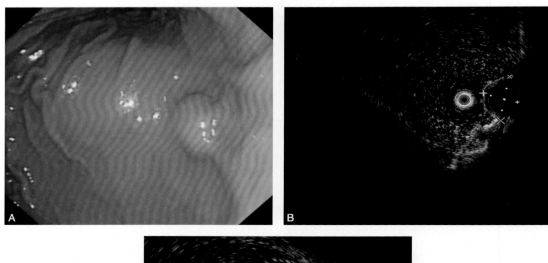

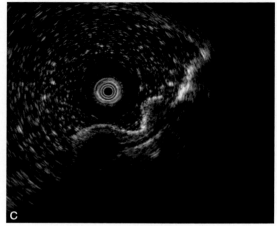

图 4-39　胃体后壁小间质瘤
A. 胃体大弯侧偏后壁局限性隆起灶；B. MPS 在顶端探查见固有肌层低回声病灶；C. MPS 在病灶边缘探查，进一步明确固有肌层来源。

　　间质瘤/平滑肌瘤体积较小时,MPS 判断层次、起源比较准确,此时的 5 层结构清晰可辨,并能显示肿瘤的边缘和正常结构关系;当肿瘤较大或瘤体内出现钙化时,由于 MPS 的频率高、穿透力差及瘤体钙化的影响,难以显示肿瘤全貌(图 4-40,图 4-41),此时可以根据病变表面的 3 层结构来判断,或将探头放置于病灶边缘来帮助判断起源。部分少见间质瘤可来源于黏膜下层(图 4-42,视频 4-5)。

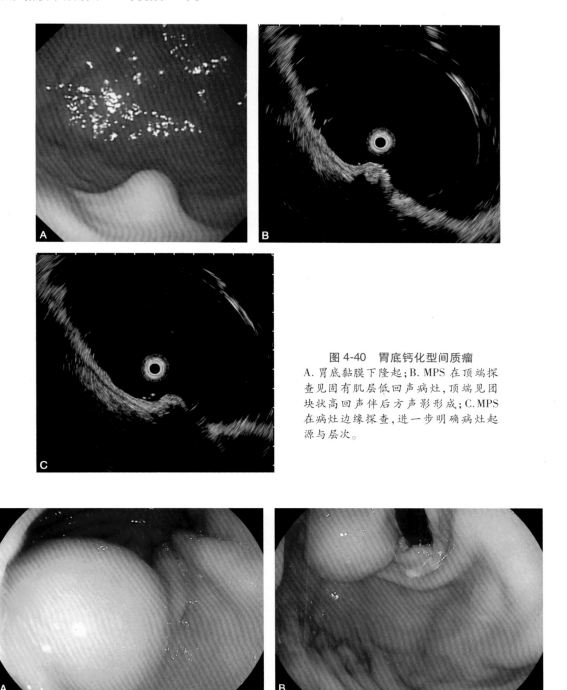

图 4-40　胃底钙化型间质瘤
A.胃底黏膜下隆起;B.MPS 在顶端探查见固有肌层低回声病灶,顶端见团块状高回声伴后方声影形成;C.MPS 在病灶边缘探查,进一步明确病灶起源与层次。

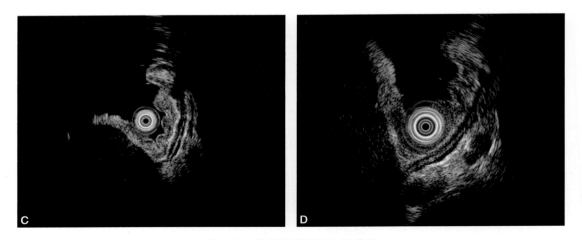

图 4-41　胃底近贲门巨大间质瘤

A. 内镜见贲门下隆起灶,表面光滑;B. 倒镜观察病灶;C. MPS 无法完整观察,仅显示表面 3 层结构;
D. MPS 放置在病灶边缘,确定其来源于固有肌层。

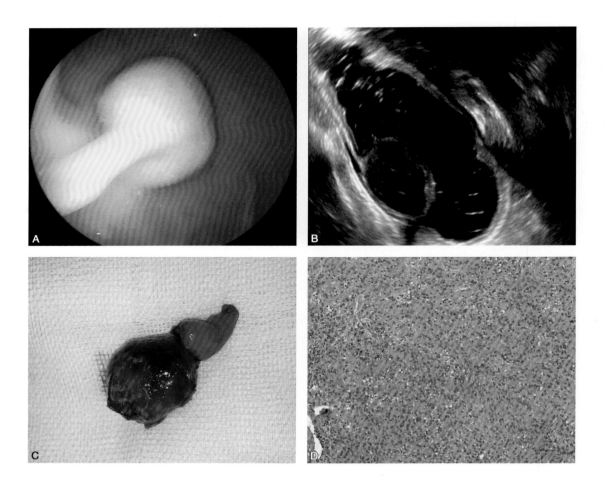

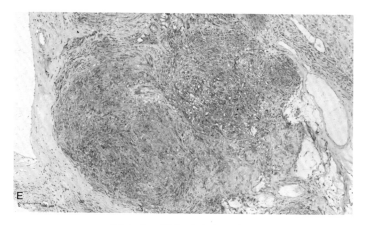

图 4-42 胃体后壁小间质瘤

A. 胃窦前壁局限性隆起灶;B. 环扫型超声内镜探查见来源于黏膜下层的低回声病灶;C. 内镜下切除的标本;D、E. 病理证实为间质瘤。

视频 4-5 胃体后壁小间质瘤

13. 胃底静脉曲张 胃底静脉曲张内镜下多为结节状巨大隆起。超声下表现为黏膜、黏膜下层或浆膜下层来源的簇状类圆形管腔,互相之间可有融合,有时可见穿透胃壁的血管。MPS 诊断困难时,可使换用环扫型超声内镜的彩色多普勒功能(图 4-43)。

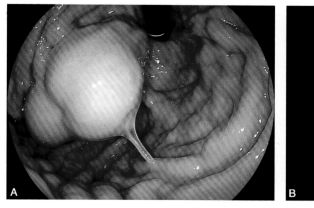
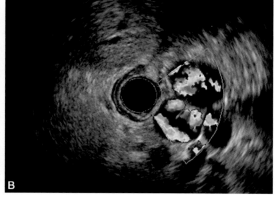

图 4-43 胃底静脉曲张

A. 胃底巨大结节样隆起,表面光滑;B. 环扫型超声内镜见内部多个无回声管状结构(内部见血流信号)。

14. 血管球瘤 血管球瘤是血管周围球体细胞的肿瘤性增生,属于一种表型转化的特殊平滑肌细胞,好发于四肢末端的皮肤或皮下组织。胃血管球瘤非常少见,常发生于胃窦部,可位于黏膜层、黏膜下层、浆膜层,直径一般在 2~3cm。胃血管球瘤多见于成年女性,上腹部不适是其最常见的症状,但是胃血管球瘤也可以导致出血。由于胃血管球瘤瘤体血供丰富,故 CT 扫描增强时动脉期可有散在不均匀小斑片状强化,并向中心充填。胃镜下可表现为胃窦部大弯侧或小弯侧球形黏膜隆起,质软。在超声内镜下可表现为低回声肿块,位于黏膜下层或者肌层,病变内部回声均匀,可见高回声斑点。诊断"金标准"则是病理诊断(图4-44,视频 4-6)。

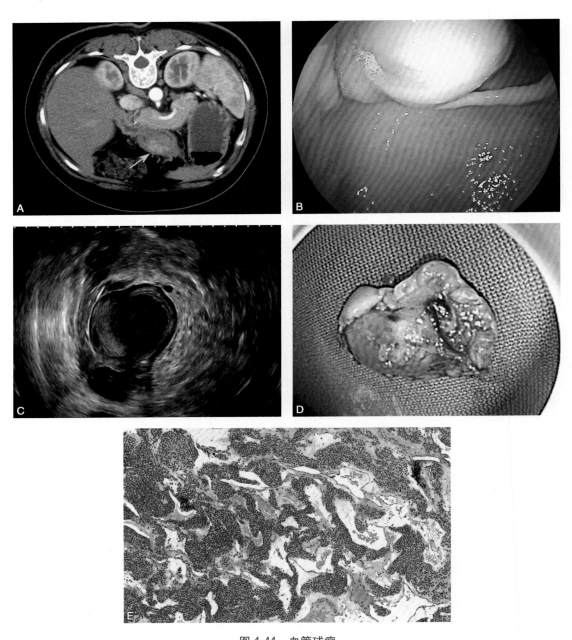

图 4-44　血管球瘤
A. CT 下表现胃窦前壁见强化灶;B. 胃镜下见黏膜下隆起灶;C. EUS 下可见病变位于黏膜下层,呈中高回声改变;D. 术后大体标本;E. 术后病理。

视频 4-6　血管球瘤

三、胃腔外压迫的超声内镜表现

胃前壁右侧邻接左半肝,左侧上部紧邻膈,下部接触腹前壁,后壁隔网膜囊与胰、左肾上腺、左肾、脾、横结肠及其系膜相毗邻(图 4-45)。胃底部与脾、肝左叶相邻。胃窦主要与胆囊相邻。应用超声内镜探查,可见压迫处胃壁结构正常,胃壁外分别见相应的脏器。

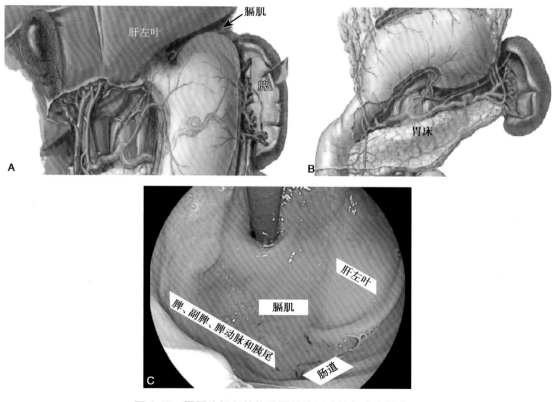

图 4-45　胃周边解剖结构及胃腔外压迫的超声内镜表现
A、B.胃周边解剖结构;C.充气后相应脏器压迫胃壁的位置。

1. **肝脏外压**　肝脏与胃紧邻,肝实质表现为均匀一致的、中低水平的点状回声,内部可见较多血管结构,肝脏本身或肝脏的肿瘤如肝囊肿、血管瘤(图 4-46,图 4-47,视频 4-7)常导致胃底及胃体前壁外压性隆起。临床上如遇到先天变异的肝左外叶,如獭尾肝(即肝左外叶向左后方延伸,其末端可达脾周围或超过腋中线)或獭尾肝内占位,胃镜下可在脾区形成外压隆起性改变(图 4-48)。

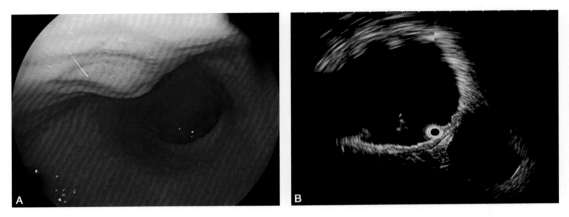

图 4-46　肝囊肿外压

A. 胃体前壁局部隆起;B. MPS 探查来源于肝脏的囊肿外压。

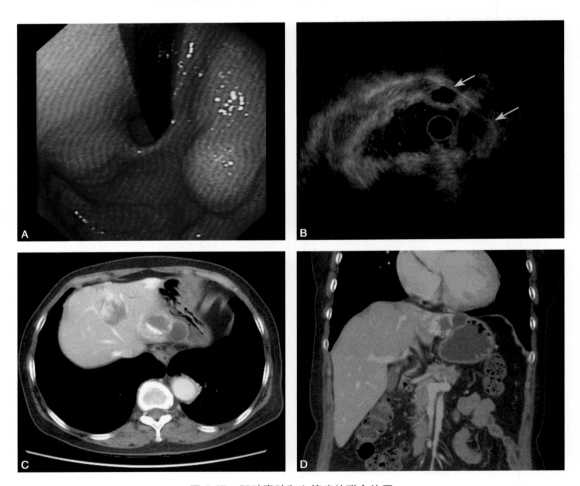

图 4-47　肝脏囊肿和血管瘤的联合外压

A. 高位胃体前壁哑铃状胃壁隆起;B. 环扫型超声内镜探查见来源于肝脏的囊性(蓝色箭头)和实性(黄色箭头)病灶;C、D. CT 证实为来源于肝脏的囊肿和血管瘤的联合外压。

视频 4-7 肝脏囊肿和血管瘤的联合外压

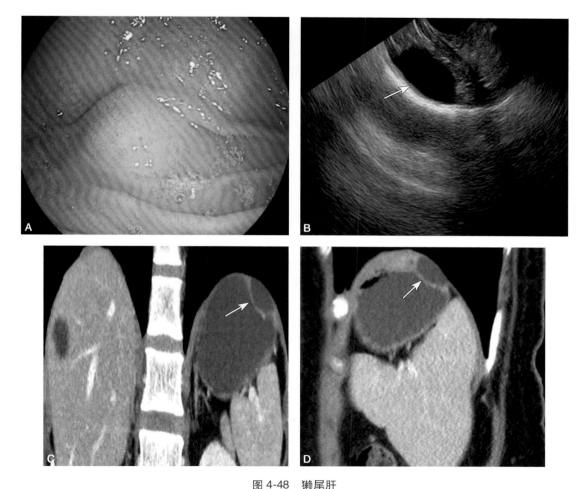

图 4-48 獭尾肝

A. 胃底穹窿部隆起;B. 线阵型超声内镜显示胃壁外见肝脏回声,肝脏内见无回声病变(箭头);C、D. CT 证实为獭尾肝,其内见囊肿(箭头)。

2. **脾/副脾外压** 脾脏位于左季肋区腹腔深部,胃底和膈肌之间,常引起胃底及高位胃体后壁的外压性隆起,是最常见腔外压迫结构。超声探查可见胃壁结构完整,腔外典型的脾脏结构,即分布均匀的点状中低回声结构,回声稍低于肝脏,内部无血管结构(图 4-49)。此外,正常人 5% ~ 10% 有副脾,有时副脾也可引起的胃底外压性隆起,在拟对该区域的黏膜下病灶进行内镜下切除之前,一定要注意与副脾鉴别,以免进行不必要的手术(图 4-50 ~ 图 4-52)。

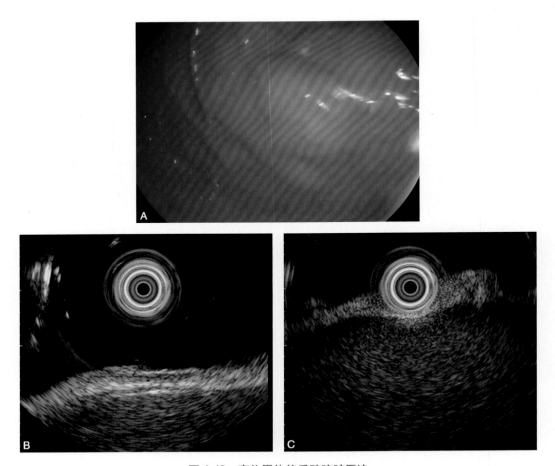

图 4-49　高位胃体偏后壁脾脏压迫

A. 高位胃体后壁大弯隆起；B. MPS 探查见局部胃壁 5 层结构完整；C. 胃壁外典型的脾脏回声结构（均匀的点状中低回声）。

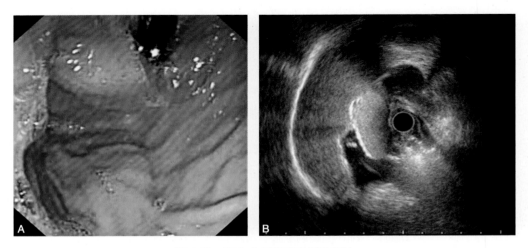

图 4-50　胃底贲门下后壁副脾压迫

A. 胃底贲门下方隆起；B. 胃壁外可见副脾（其外侧可见脾脏结构）。

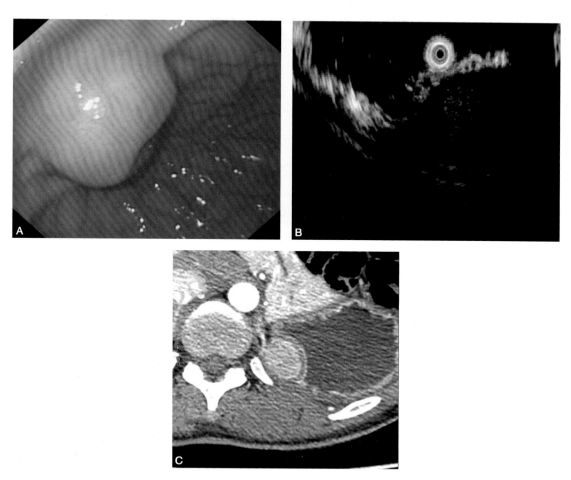

图 4-51　胃底贲门下后壁副脾压迫
A. 胃底贲门下方隆起；B. MPS 探查胃壁外可见副脾(其外侧可见脾脏结构)；C. CT 证实为副脾外压。

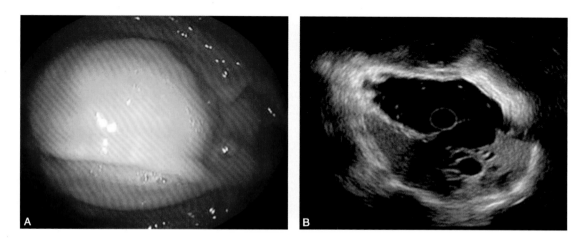

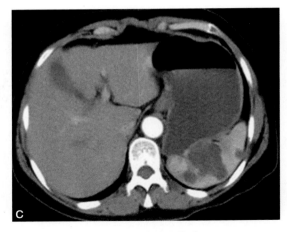

图 4-52 脾脏脉管瘤
A.胃底见巨大黏膜下隆起;B.环扫型超声内镜探查胃壁
外见脾脏回声,脾脏内部见多发无回声病变;C.CT证实为
脾脏多发脉管瘤。

3. **肠道外压** 肠腔引起的外压多位于胃体大弯侧中段,充气后隆起效应不明显或消失,超声下可显示胃壁5层结构外,仍可见肠壁结构,其内可见气体的振铃样回声,甚至可观察到因肠腔蠕动引起的滚动的气和水声像(图4-53)。

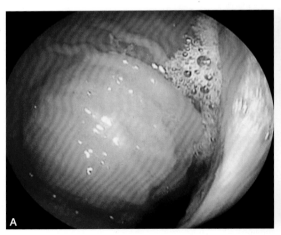
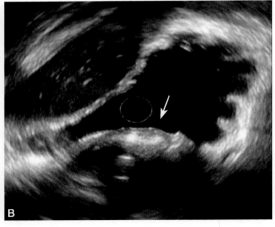

图 4-53 肠腔外压
A.胃体大弯侧见隆起性改变;B.环扫型超声内镜见胃壁外混合高回声及无回声改变,其内可见气体的振铃样回声(箭头)。

4. **胆囊外压** 胃镜检查时患者通常禁食8小时以上,此时的胆囊储有大量胆汁,故增大的胆囊常引起胃窦前壁的外压性隆起,易被误诊为巨大的黏膜下肿瘤。有时可发现胆囊内的结石(图4-54,图4-55)。

5. **脾动脉外压** 胃后方分布有大量血管,其中脾动脉和脾静脉分支最为多见,较大的后腹膜腔血管或血管瘤会对高位胃体后壁形成压迫,表现为典型的黏膜下隆起,MPS显示胃壁5层结构完整,胃壁外可见管腔,动态扫查可见血管在纵轴和横轴之间变化(图4-56~图4-58,视频4-8),如为动脉分支,同时可观察到血管搏动,鉴别困难时可换环扫型超声内镜,采用彩色多普勒功能观察血流。

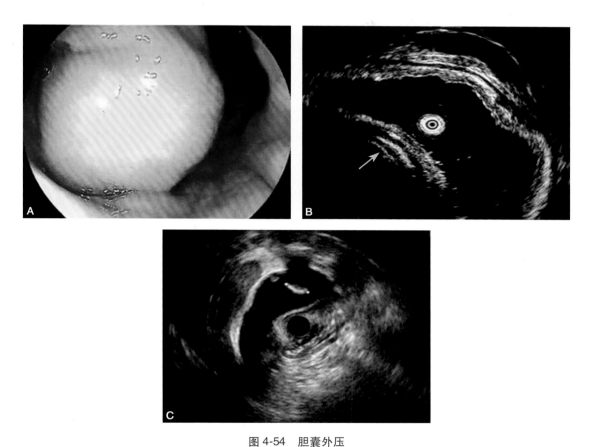

图 4-54　胆囊外压

A. 胃窦前壁巨大隆起性改变；B. MPS 探查显示胃壁外侧有代表胆囊壁的第 6 层高回声（箭头）；C. 环扫型超声内镜见胆囊结构及其内部结石。

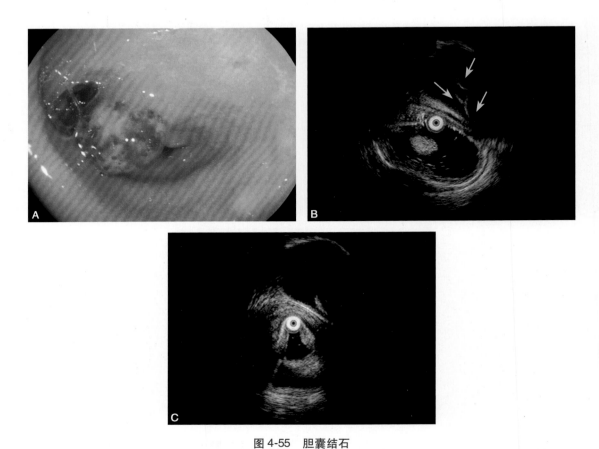

图 4-55　胆囊结石

A. 胃窦后壁息肉；B. MPS 探查息肉时见胃壁外侧的胆囊及胆囊内结石（箭头）；C. 探头进一步靠近探查，见完整的胆囊结构。

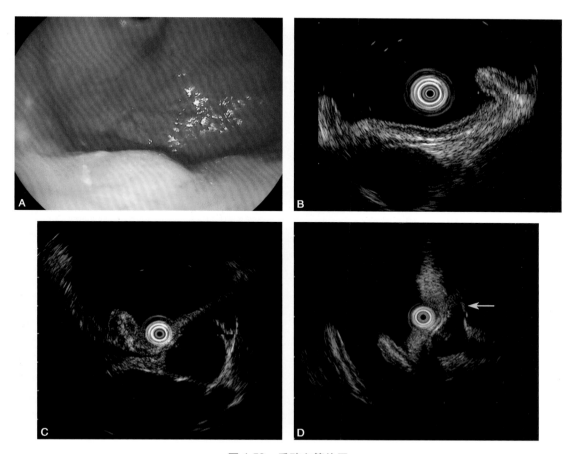

图 4-56　后壁血管外压

A. 胃体大弯侧局限性隆起灶;B. MPS 探查见胃壁结构完整,胃壁后无回声结构;C. 探头压迫胃壁进一步观察,见胃壁外数个不规则的无回声结构;D. 动态扫查见无回声结构之间贯通(箭头)。

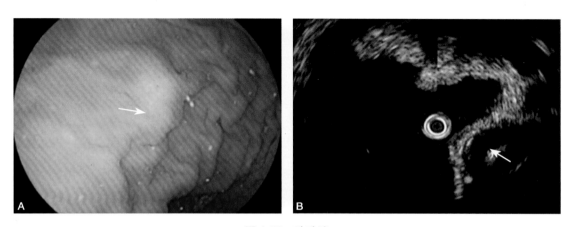

图 4-57　脾动脉

A. 胃底体交界处后壁见隆起性改变(箭头);B. MPS 显示胃壁外见管腔外压(箭头),诊断为脾动脉外压。

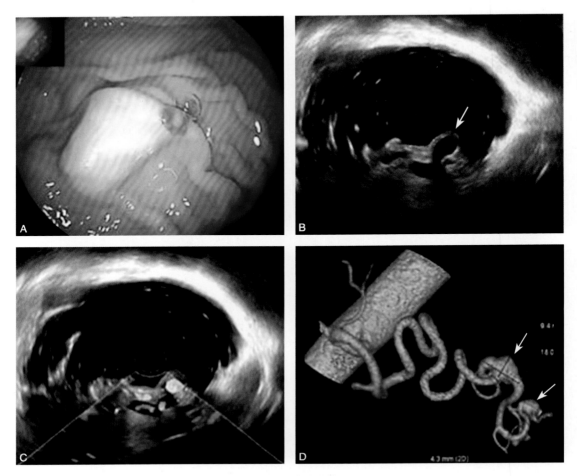

图 4-58　脾动脉瘤

A. 胃底体交界处隆起改变；B、C. 环扫型超声内镜见胃壁外低回声外压（箭头），多普勒显示血流信号丰富；D. CT 血管成像证实为多发脾动脉瘤（箭头）。

视频 4-8　脾动脉

　　胃体底交界处高位后壁危险区域也是间质瘤的高发区域，所以经常是间质瘤与脾动脉伴行。下面这个病例既可以看到间质瘤，又可以看见脾动脉，该间质瘤与脾动脉仅隔了薄薄的一层纵行肌或浆膜层（图 4-59）。

　　6. 胰腺外压　胰腺位于腹膜后，是构成胃床的脏器之一，体形消瘦或胰腺占位的患者经常在常规胃镜检查时发现胃底体后壁的隆起性改变（图 4-60），超声内镜可鉴别隆起性病灶来源。

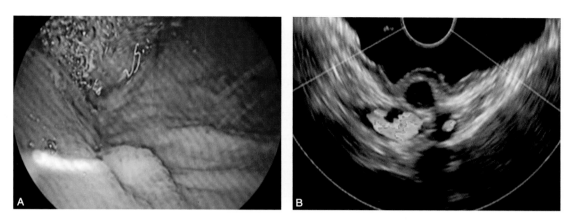

图 4-59 脾动脉与间质瘤同时存在

A. 胃底后壁见黏膜下隆起；B. 环扫型超声内镜提示，起源于固有肌层的间质瘤外见脾动脉。

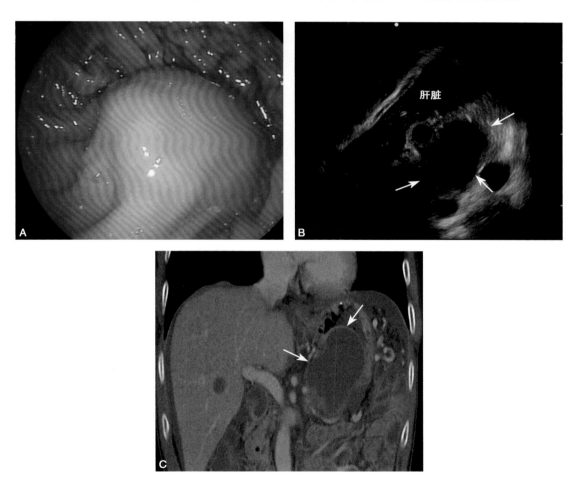

图 4-60 胰腺外压

A. 胃镜下胃底体交界处后壁黏膜下隆起；B. 环扫型超声内镜显示胰腺正常结构消失，可见巨大囊实性占位（箭头），壁厚不规则，考虑胰腺囊腺癌；C. CT 显示胰腺囊腺癌征象（箭头）。

7. **淋巴结**　腹膜后的大血管旁及肝门区域分布有大量淋巴结,微探头超声探查时偶有发现,淋巴结表现为低回声类圆形结构(图4-61),有时很难和血管相鉴别,但不同于淋巴结,血管是管腔,故沿该血管动态扫查可发现其切面在纵轴和横轴之间变化。

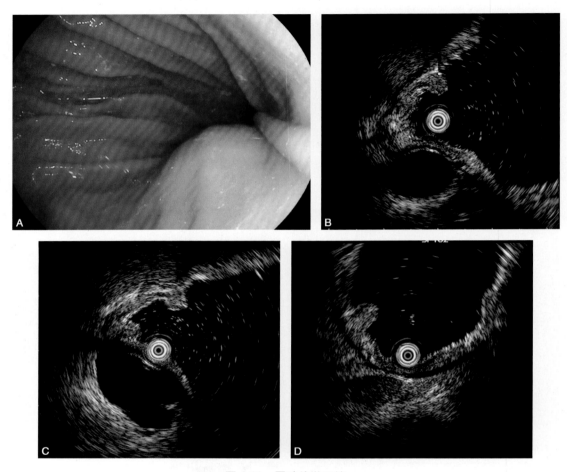

图4-61　胃壁外淋巴结

A. 胃体后壁隆起;B. MPS探查见胃壁结构完整,外可见无回声血管结构(血管壁清晰,提示为动脉);C. 沿血管结构探查,显示长轴管腔;D. 血管旁发现椭圆形淋巴结。

8. **微量腹水**　良、恶性溃疡的超声内镜下鉴别要点,相对于胃壁层次的判断,腹水及周边肿大淋巴结更具有鉴别意义。Lee等发现,超声胃镜在探查微量腹水的敏感性比CT及常规腹部超声更具有优势,超声胃镜下腹水表现为胃肠道外病灶旁液性暗区(图4-62),少量腹水呈三角形,肠道蠕动、体位或呼吸可影响腹水的形态。

9. **肝左外叶血管瘤外压**　胃镜见胃底偏前壁黏膜下隆起,表面光滑(图4-63A、B),MPS探查见病灶内部为均匀点状回声,但判断起源困难,病灶底部高回声条带常被误诊为浆膜层,但实际为左侧膈肌及其远侧的左肺气体(图4-63C、D)。改环扫型超声内镜后发现病灶上方的胃壁5层结构完整,病灶来源于肝左外叶,故判断为肝左外叶血管瘤外压(图4-63E、F),随后完善CT(图4-63G、H)后证实为肝左外叶膈肌下方血管瘤(视频4-9)。

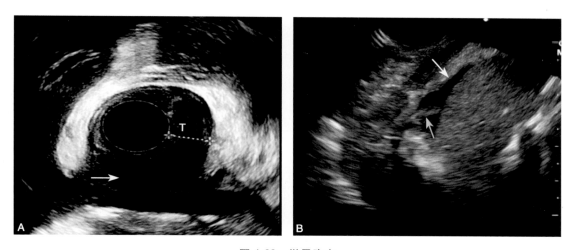

图 4-62　微量腹水

A. 环扫型超声内镜见下胃壁正常结构消失,代之以低回声区域,病灶周边见少量无回声腹水;B. 线阵型超声内镜下可见微量腹水(白色箭头)及漂浮在腹水中的大网膜(黄色箭头)。

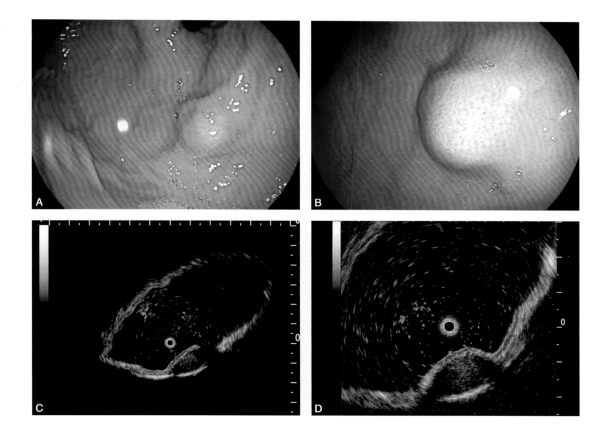

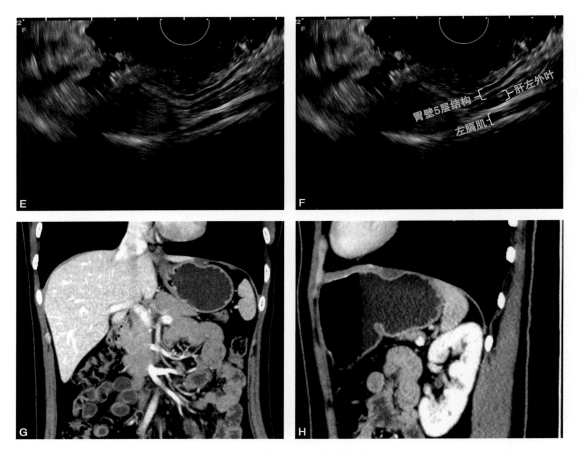

图 4-63　肝左外叶血管瘤外压

A、B. 胃底前壁光滑黏膜下隆起；C、D. MPS 探查见病灶内部为均匀点状回声，底部可见高回声带；E、F. 环扫型超声内镜见局部胃壁结构正常，病灶来源于肝左外叶，考虑为肝血管瘤；G、H. CT 证实肝左外叶血管瘤外压。

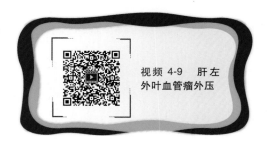

视频 4-9　肝左外叶血管瘤外压

四、胃巨大皱襞的鉴别诊断

胃巨大皱襞可为多种良恶性疾病的共同表现，常见病因包括皮革胃（弥漫浸润型胃癌）、恶性淋巴瘤、巨大肥厚性胃炎（又称 Ménétrier 病）等。此外，萎缩性胃炎、急性胃黏膜损伤、胃曲张静脉、腔外肿瘤弥漫浸润甚至胃镜注气不良亦可能形成巨大皱襞。超声内镜为有效的鉴别手段（表 4-3），若能联合大块活检术及 EUS-FNA，确诊率可大大提高。

表 4-3 胃巨大皱襞的鉴别诊断

病种	描述	内镜图像	超声内镜图像
皮革胃	常规内镜:胃壁僵硬,胃腔狭小,扩张度差,黏膜表面大小不等的结节形成,可伴溃疡 超声内镜:胃壁全层结构消失,回声杂乱、强弱不均,胃壁厚度常>1cm。胃周常可见淋巴结转移		
淋巴瘤	常规内镜:皱襞肥厚,表面黏膜小凹形态接近正常,再生上皮少见,胃壁扩张度常部分得以保留,胃腔挛缩不明显 超声内镜:被破坏的胃壁呈均质低-无回声改变		
巨大肥厚性胃炎	常规内镜:皱襞肥厚可见于整个胃腔,表面呈均匀的绒毛状改变,通常不伴溃疡,胃体扩张度佳 超声内镜:黏膜层(第2层)变厚、呈弱低回声,黏膜下层多正常或略增厚,胃壁深部层次完整		
萎缩性胃炎(内镜注气不良)	常规内镜:胃腔内空气量少时可见皱襞粗大,表面小凹稍粗糙或基本正常,有时可见活动性炎症。注气后,胃壁扩张良好 超声内镜:正常胃壁结构		

第五章

小肠的探查

成人小肠的长度为 5~7m，始于胃的幽门，下经回盲瓣接续于结肠，可进一步分为十二指肠、空肠和回肠 3 个部分，后两者由小肠系膜悬挂于后腹膜，在腹腔内活动度较大。小肠中，十二指肠管腔最大，管径为 3~5cm，越向下越细，末端回肠仅为 1.0~1.2cm（图 5-1）。小肠壁由黏膜层、黏膜下层、肌层和外膜层 4 层构成。黏膜层由单层柱状上皮层、固有层和黏膜肌层构成；黏膜下层为黏膜与肌层之间的疏松结缔组织层，含有血管、淋巴管、神经丛；肌层由内环行和外纵行两薄层平滑肌组成。外膜除部分十二指肠壁为纤维膜外，余均为浆膜（图 5-2）。

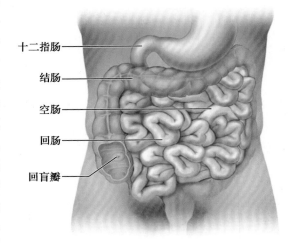

图 5-1　小肠的大体解剖

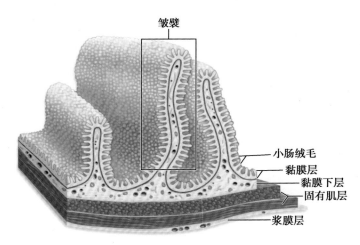

图 5-2　小肠壁的组织结构

因十二指肠与空肠、回肠探查时所用的设备不同，故分别进行阐述。

第一节　十二指肠球部及降部的探查

一、十二指肠的解剖

十二指肠(duodenum)介于胃和空肠之间,为小肠首段,全长为20~25cm,充盈时管腔直径约3cm,呈C字形环绕胰头部,可划分为球部、降部、水平部及升部。除始、末两端外,均在腹膜后隙;此外,胆总管、胰管汇合后,斜穿开口于十二指肠降部内侧壁的乳头。

十二指肠上部长4~5cm,自幽门向右并稍向后上方行走,至肝门下方转而向下,形成十二指肠上曲,接续降部。上部通常平对第1腰椎,前上方与肝方叶、胆囊相邻,下方紧邻胰头和胰颈,后方有胆总管、胃十二指肠动脉、肝门静脉及下腔静脉走行。十二指肠降部长7~8cm,始于十二指肠上曲,沿脊柱右侧下降至第3腰椎,折转向左,形成十二指肠下曲续于水平部。前方有横结肠及其系膜跨过,将此部分为上、下两段,分别与肝右前叶及小肠袢相邻,后方与右肾门、右肾血管及右输尿管相邻,内侧紧邻胰头、胰管及胆总管,外侧有结肠右曲。

十二指肠降段黏膜多为环状皱襞,其后内侧壁上有十二指肠纵襞。在纵襞上端约相当于降部中、下1/3交界处可见十二指肠大乳头,为胆胰壶腹的开口处,一般在大乳头左上方约1cm处,常可见十二指肠小乳头,为副胰管的开口处(图5-3)。

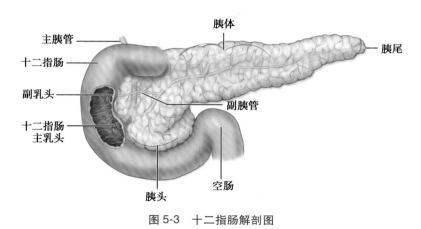

图 5-3　十二指肠解剖图

二、正常十二指肠壁的超声影像

十二指肠壁的正常层次结构与胃壁基本相同。十二指肠肠壁本身较薄,在使用频率为12~30MHz的微探头探查时,十二指肠的肠壁一般显示为5层结构,即第一层高回声对应肠腔和黏膜上皮间形成的界面回声,第二层低回声对应黏膜层,第三层高回声对应黏膜下层,第四层低回声对应固有肌层,第五层高回声对应浆膜层和浆膜下层(图5-4)。

三、十二指肠的微探头超声内镜探查技巧

因十二指肠肠腔储水较困难,通常使用带水囊的微型超声探头或自制水囊的方法检查,即向探头顶端的水囊注入脱气水后,将水囊紧贴受检部位的肠壁进行检查。要清晰地显示十二指肠肠壁的层次结构,水囊内适量的注水量以及探头与肠壁间的适当距离非常重要。此外,也可采用脱气水充盈法,即通过内镜的活检管道向十二指肠腔内注入脱气水200~

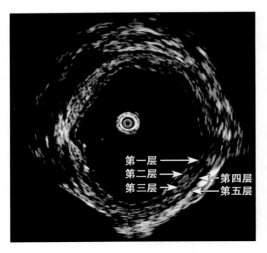

图 5-4 十二指肠超声结构示意图

300ml,使肠腔膨胀,将超声内镜探头或微型超声探头完全浸入水中扫查。

四、十二指肠疾病的微探头超声图像特点

1. **十二指肠息肉** 十二指肠息肉是肠壁黏膜局限性增生凸起到腔内而形成的过度生长组织,可以单发或多发。内镜下可见黏膜局部隆起,表面常伴糜烂、充血。超声下声像学特点:源自第一层,边界清晰,乳头状、丘状、指突状或分叶状突向腔内的等、低或中等偏高均匀回声团块,黏膜下层清晰(图 5-5~图 5-7)。

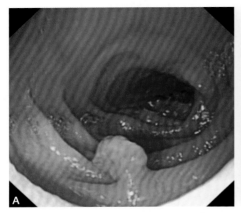

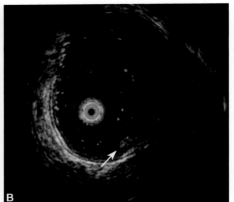

图 5-5 十二指肠降部息肉
A. 十二指肠降部可见亚蒂隆起灶;B. MPS 所见病灶来源于黏膜层,呈等低回声,大小约 4mm×5mm(箭头),其余各层结构完整、清晰。

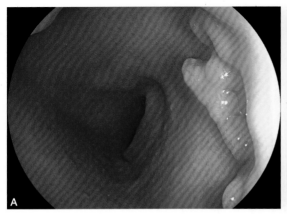

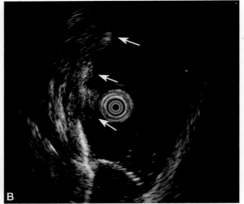

图 5-6 十二指肠球部息肉
A. 十二指肠降部可见指突样隆起灶;B. MPS 所见病灶来源于黏膜层,呈等低回声(箭头),其余各层结构完整、清晰。

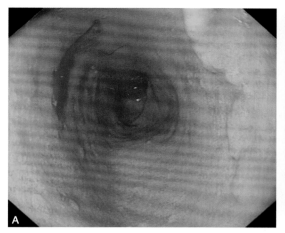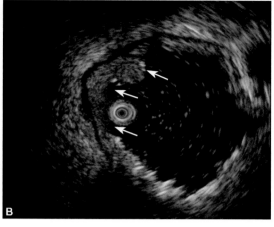

图 5-7 十二指肠球部息肉

A. 十二指肠球部可见侧向发育型息肉;B. MPS 所见病灶来源于黏膜层,呈等低回声(箭头),其余各层结构完整、清晰。

2. 十二指肠淋巴管瘤 十二指肠淋巴管瘤是有淋巴管增殖形成的良性非上皮性肿瘤,表现为黄色或黄白色黏膜下肿瘤的形态,有的病例活检可见乳糜样液体流出。超声下声像学特点:无回声,边界清楚,后壁有回声增强,多位于黏膜层,有时也可位于黏膜下层,其超声特点不易与囊肿鉴别(图 5-8~图 5-10)。

3. 十二指肠脂肪瘤 脂肪瘤是由纤维囊包绕成熟脂肪组织形成的良性肿瘤。内镜下多呈微黄色的息肉状隆起,表面光滑。超声下声像学特点:源自黏膜下层,呈均匀一致的高回声肿块,边界清楚。深挖活检有时可暴露内部的黄色脂肪组织(图 5-11~图 5-13)。

4. 十二指肠 Bunner 腺增生 十二指肠黏膜下层的 Bunner 腺增生,局部堆积并突向腔内,可形成黏膜下隆起灶,呈无蒂到有蒂的各种不同形态,隆起的顶部有时可见小凹陷,分泌黏液,是 Bunner 腺的开口,开口往往呈绒毛状。超声下声像学特点:黏膜下层低回声病灶,界限清晰,但有时难以与神经内分泌肿瘤鉴别,两者回声基本相同,但 Bunner 腺增生质地较软,神经内分泌肿瘤质地较硬(图 5-14~图 5-16)。

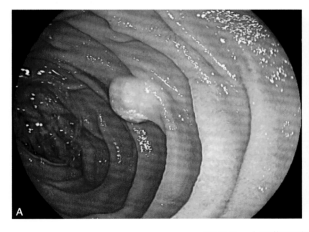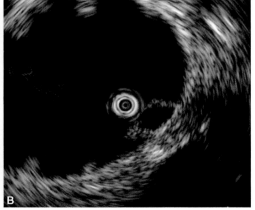

图 5-8 十二指肠降部淋巴管瘤

A. 十二指肠降部可见伴有密集的、颗粒样白斑的白色隆起灶;B. MPS 所见病灶位于黏膜下层,内部呈无回声改变,大小约 5.3mm×6.8mm,其余各层结构完整、清晰。

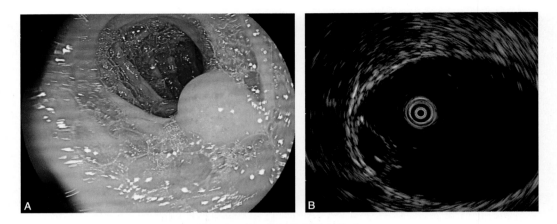

图 5-9　十二指肠降部淋巴管瘤

A. 十二指肠降部隆起灶；B. MPS 所见病灶位于黏膜下层，内部呈无回声改变，有分隔，大小约 7.2mm×3.8mm，其余各层结构完整、清晰。

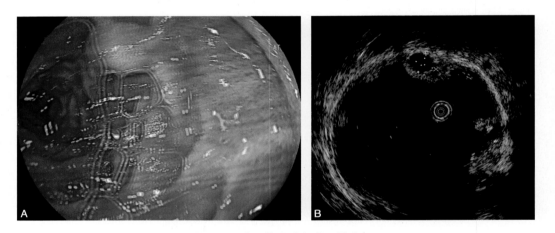

图 5-10　十二指肠降部淋巴管瘤

A. 十二指肠降部隆起灶；B. MPS 所见病灶位于黏膜下层，内部呈无回声改变，大小约 3.4mm×5.1mm，其余各层结构完整、清晰。

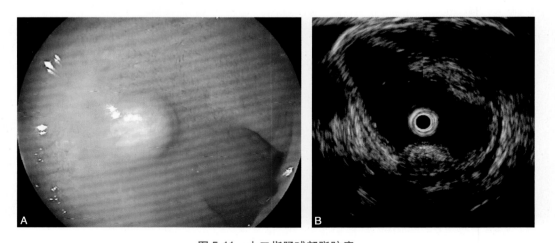

图 5-11　十二指肠球部脂肪瘤

A. 十二指肠降部可见一个黄色隆起灶；B. MPS 所见病灶位于黏膜下层，内部呈高回声，大小约 6.5mm×3.6mm，其余各层结构完整、清晰。

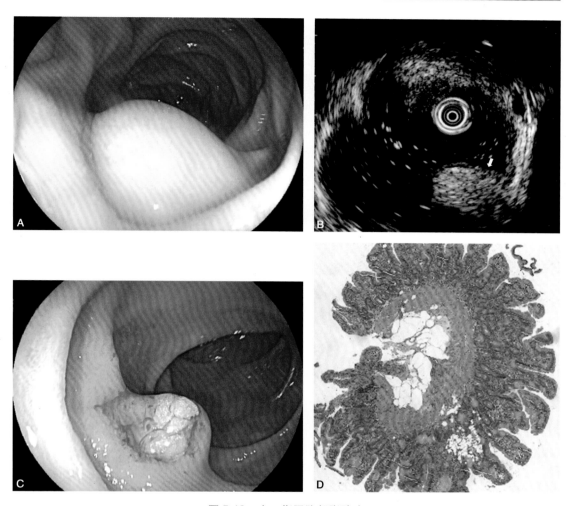

图 5-12　十二指肠降部脂肪瘤

A. 十二指肠降部可见一个黄色隆起灶；B. MPS 所见病灶位于黏膜下层，内部呈高回声，大小约 8.5mm×7.6mm，其余各层结构完整、清晰；C. 深挖活检后，可见内部黄色脂肪组织；D. 黏膜间及黏膜下可见脂肪细胞堆积。

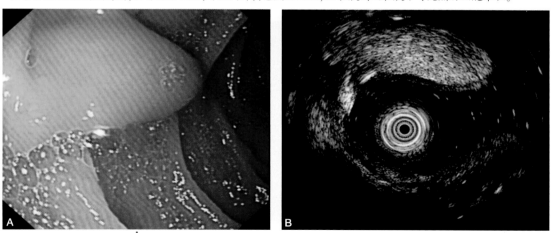

图 5-13　十二指肠降部脂肪瘤

A. 十二指肠降部长蒂状隆起灶；B. MPS 所见病灶位于黏膜下层，内部呈高回声，大小约 14mm×7mm，其余各层结构完整、清晰。

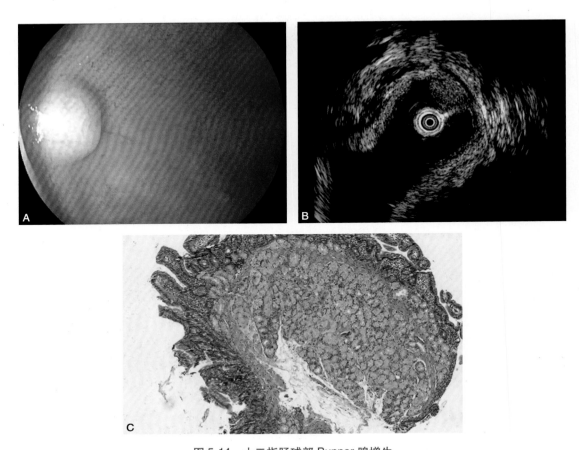

图 5-14 十二指肠球部 Bunner 腺增生

A. 十二指肠球部隆起灶;B. MPS 所见病灶位于黏膜下层,内部等低回声,大小约 5mm×3.7mm,其余各层结构完整、清晰;C. 黏膜下层可见 Bunner 腺增生(HE 染色,×70)。

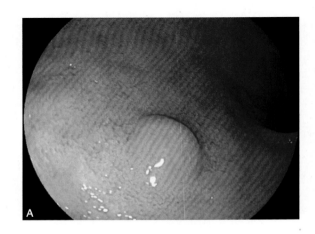

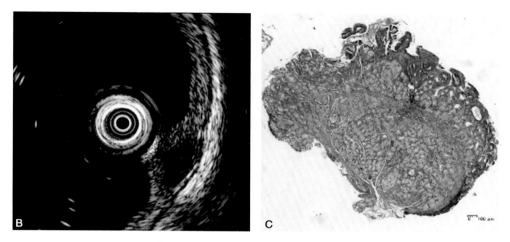

图 5-15　十二指肠球部 Bunner 腺增生

A. 十二指肠球部隆起灶;B. MPS 所见病灶位于黏膜下层,内部等低回声,大小约 5.5mm×2.1mm,其余各层结构完整、清晰;C. 黏膜下层可见 Bunner 腺增生(HE 染色,×50)。

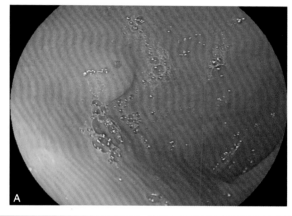

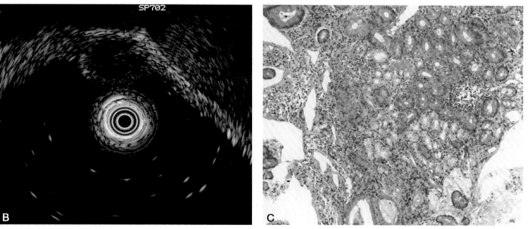

图 5-16　十二指肠球部 Bunner 腺增生

A. 十二指肠球部隆起灶;B. MPS 所见病灶位于黏膜下层,内部低回声,大小约 6.8mm×4.2mm,其余各层结构完整、清晰;C. 黏膜下层可见 Bunner 腺增生(HE 染色,×100)。

5. 十二指肠神经内分泌肿瘤　内镜下多表现为表面发红或类似正常色泽的息肉样隆起，表面有时可见树枝样血管。超声下声像学特点：多起源于黏膜下层，也有部分可起源于固有肌层，边界尚清，内部多呈低回声。与 Bunner 腺增生的鉴别要点见前文（图 5-17，图 5-18）。

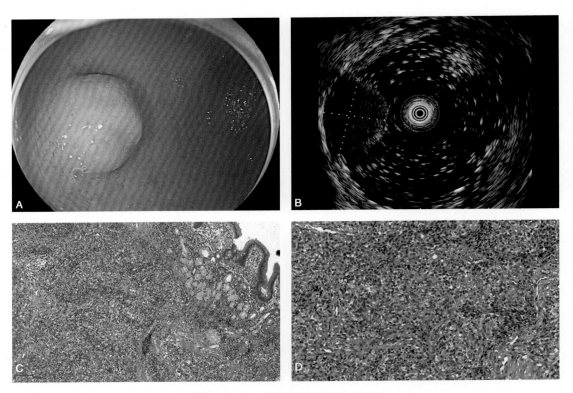

图 5-17　十二指肠球部神经内分泌瘤
A. 十二指肠球部隆起灶；B. MPS 所见病灶位于黏膜下层，内部低回声，大小约 9.3mm×12mm，其余各层结构完整、清晰；C、D. 神经内分泌肿瘤，小细胞型，黏膜下可见肿瘤细胞弥漫性生长（C 为 HE 染色，×100；D 为 HE 染色，×200）。

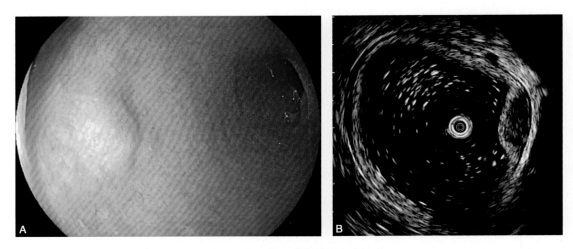

图 5-18　十二指肠球部神经内分泌瘤
A. 十二指肠球部隆起灶；B. 超声所见病灶位于黏膜下层，内部低回声，大小约 9.6mm×6.5mm，其余各层结构完整、清晰。

6. **十二指肠异位胰腺**　内镜下常表现为表面光滑的黏膜下肿物,典型的病灶可见特征性的中央脐样凹陷,活检钳触之不可活动。超声下声像学特点:多起源于黏膜下层,呈低回声、等回声或混合回声,内部常伴不均匀的高回声光点,少数中央伴有无回声的腺管,病灶与Bunner腺增生、神经内分泌肿瘤鉴别要点见前文,异位胰腺界限往往不清晰,因后方固有肌层反应性增生,其与固有肌层紧密相连(图5-19)。

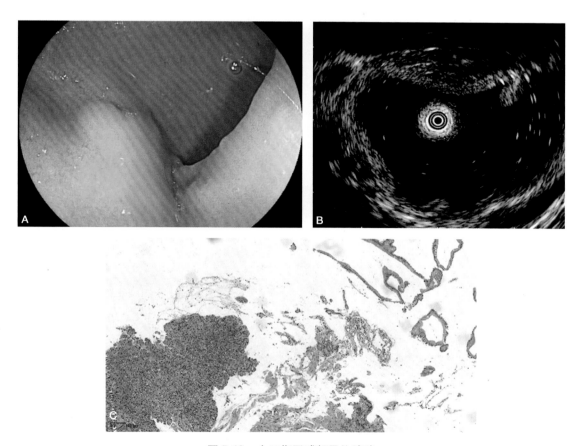

图5-19　十二指肠球部异位胰腺

A. 十二指肠球部隆起灶;B. MPS 所见病灶位于黏膜下层,内部低回声,大小约 7mm×4mm,病灶后方与固有肌层分界不清;C. 病理 HE 染色。

7. **十二指肠间质瘤或平滑肌瘤**　内镜下均表现为黏膜下隆起,表面一般光滑,活检钳触之肿物可以活动。超声下声像学特点:圆形或椭圆形低回声肿物,起源于肠壁的固有肌层或黏膜肌层,内部多呈均匀性低回声,通常边界较清楚,病灶较大时内部可出现液化、坏死(图5-20~图5-22)。

8. **十二指肠副乳头**　多数人十二指肠副乳头不明显,少数副乳头可形成类似黏膜下隆起灶,仔细观察乳头表面,有时可见开口。超声下声像学特点:病灶呈低回声,与后方胰腺组织相连,有时可见背侧胰管(图5-23,图5-24)。

9. **胆囊外压**　十二指肠球部最常见的外压为胆囊外压,表现为局部肠壁结构正常,肠壁外可见巨大的囊性病灶(图5-25),降部较少见外压性改变。

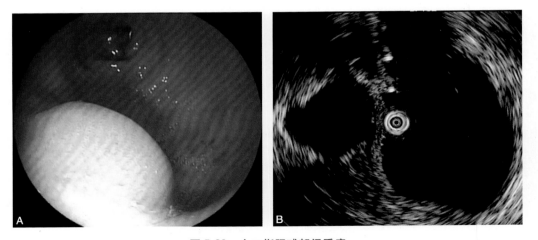

图 5-20　十二指肠球部间质瘤

A. 十二指肠球部隆起灶;B. MPS 所见病灶位于固有肌层,内部低回声,大小约 10mm×14mm,其余各层结构完整。

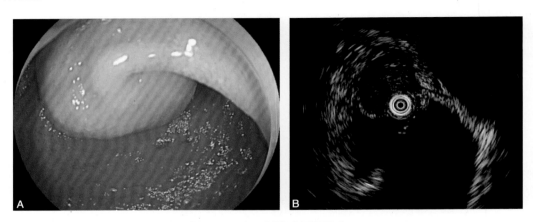

图 5-21　十二指肠球部间质瘤

A. 十二指肠球部隆起灶;B. MPS 所见病灶位于固有肌层,内部低回声,大小约 14mm×18mm,其余各层结构完整。

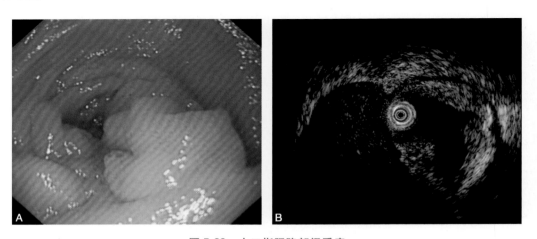

图 5-22　十二指肠降部间质瘤

A. 十二指肠降部管腔狭窄,内镜无法通过;B. MPS 所见病灶位于固有肌层,内部低回声,病灶因体积较大而无法完整显示,病灶压迫管腔导致肠腔狭窄。

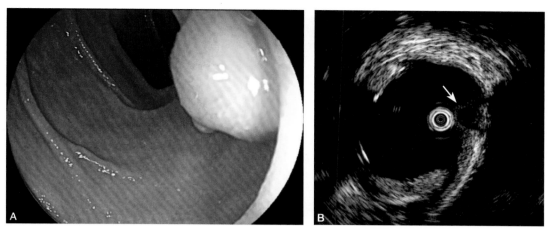

图 5-23 十二指肠降部副乳头
A. 十二指肠降部乳头上方可见隆起灶；B. MPS 所见病灶位呈低回声，病灶与后方胰腺组织相连。

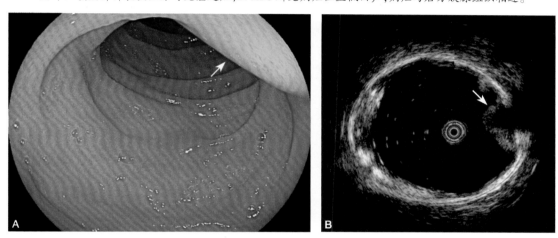

图 5-24 十二指肠降部副乳头
A. 十二指肠降部乳头上方可见隆起灶；B. MPS 所见病灶位呈低回声，病灶与后方胰腺组织相连。

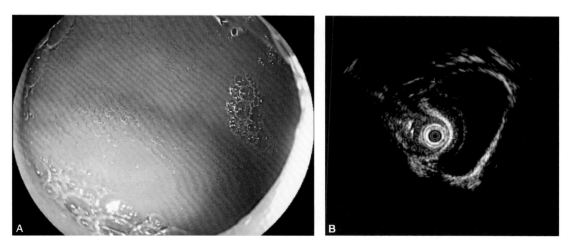

图 5-25 十二指肠球部胆囊外压
A. 十二指肠球部小弯侧近前壁肠壁隆起；B. MPS 所见局部肠壁结构正常，肠壁外见巨大囊性病灶。

第二节　空肠和回肠的探查

一、正常空肠或回肠壁的超声层次结构

正常空肠或回肠壁的超声影像可分为 6 层结构:弱高回声(绒毛层)、高回声(黏膜上皮层)、低回声(黏膜固有层)、高回声(黏膜下层)、低回声(固有肌层)和高回声(浆膜层)(图5-26~图5-28)。正常人空肠、回肠标本及肠壁超声影像见图5-29,空肠、回肠绒毛层及全层小肠壁厚度参考值见表5-1。

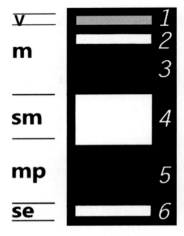

图 5-26　小肠壁超声层次结构示意图
v,绒毛层;m,黏膜层;sm,黏膜下层;mp,固有肌层;se,浆膜层。

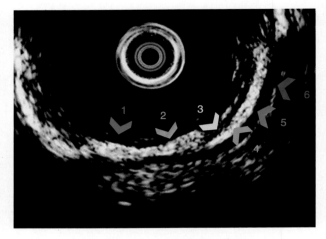

图 5-27　空肠壁超声层次结构
1 为弱高回声(绒毛层),2 为高回声(黏膜上皮层),3 为低回声(黏膜固有层),4 为高回声(黏膜下层),5 为低回声(固有肌层),6 为高回声(浆膜层)。

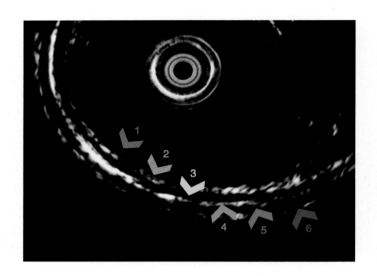

图 5-28　回肠壁超声层次结构
1 为弱高回声(绒毛层),2 为高回声(黏膜上皮层),3 为低回声(黏膜固有层),4 为高回声(黏膜下层),5 为低回声(固有肌层),6 为高回声(浆膜层)。

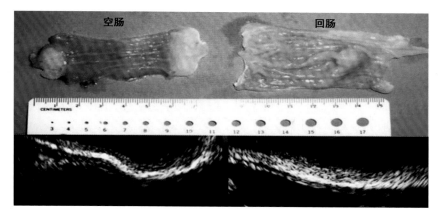

图 5-29 正常人空肠、回肠标本及肠壁超声影像

表 5-1 正常人空肠、回肠绒毛层及全层小肠壁厚度参考值

厚度/mm	绒毛层	全层肠壁
空肠	0.5~0.6	1.7~1.8
回肠	0.2~0.3	2.1~2.2

二、空肠或回肠的微探头超声内镜探查技巧

空肠或回肠腔内超声检查术(intra-small intestinal ultrasonography,ISUS)需要专用的超声微探头进行操作。探头长度为 240cm,直径为 2.6mm,工作频率为 15MHz 或 20MHz。

除了发生于近端十二指肠或回肠末端的病灶可使用常规超声内镜进行探查外,目前对进行空肠、回肠腔内超声检查推荐使用钳道直径为 2.8mm 的治疗型小肠镜。

检查前需要根据患者的实际病情,确定进镜的路径(经口或经肛途径),并作相关准备。

空肠或回肠内常用水浸法进行腔内超声探查。镜身盘曲是空肠或回肠腔内超声检查过程中的一个难题。小肠镜在体内过分盘曲成圈,使得探头与内镜钳道之间的阻力骤增,导致探头插入困难。解决方法包括插入探头时尽量拉直镜身、放松内镜角度钮、向钳道内注入硅油或植物油等润滑剂等。尽管如此,仍有可能因探头难以插入而无法完成检查。

三、空肠或回肠疾病的微探头超声图像特点

1. **小肠癌** 常规内镜下小肠癌的形态与结肠癌类似,早期小肠肿瘤可表现为息肉状或浅表型,进展期则以溃疡型、浸润狭窄型多见。ISUS 下小肠癌表现为小肠绒毛层及黏膜层破坏,可有病变局部相应肠壁的层次结构消失,代之以不均匀的低回声肿块(图 5-30)。

2. **小肠腺瘤** 内镜下可表现为广基、亚蒂、有蒂型以及匍匐状。超声内镜下,小肠腺瘤表现为来源于黏膜上皮层的弱低回声区域,内部可混有高回声,而黏膜下层完整、连续。

3. **小肠淋巴瘤** 常规内镜下小肠淋巴瘤可表现为浅表凹陷、增殖性肿块、溃疡凹陷灶或浸润狭窄性病灶。超声内镜下,小肠淋巴瘤表现与胃淋巴瘤类似。因浸润深度的不同,表现为相应肠壁的原有层次结构消失,病变早期以黏膜下层增厚为主,病灶后期全层被低回声病灶取代,此时较难与进展期小肠癌鉴别(图 5-31)。

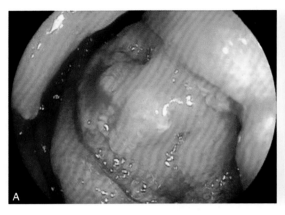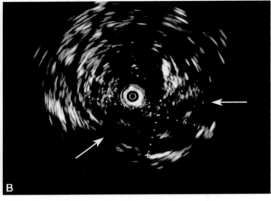

图 5-30　空肠癌

A. 空肠可见增生性病灶,表面绒毛结构消失;B. ISUS 所见病变局部相应肠壁的层次结构消失,代之以不均匀的低回声肿块改变(箭头)。

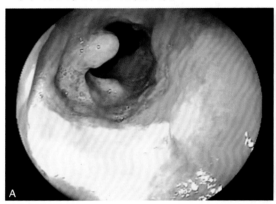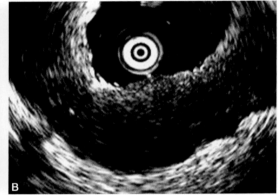

图 5-31　回肠恶性淋巴瘤

A. 回肠可见增生性病灶,病灶致管腔狭窄;B. ISUS 所见病变局部相应肠壁的层次结构消失,代之以不均匀的低回声肿块改变。

4. **小肠神经内分泌肿瘤**　十二指肠神经内分泌肿瘤占所有消化道内分泌肿瘤的 20% ~ 25%。其中,胃泌素瘤多见于十二指肠或空肠上段。常规内镜下,大多数小肠内分泌肿瘤表现为小的(直径<2cm)息肉样隆起性病变,表面大多被覆完整的黏膜。若病灶较大、浸润生长、表面较大溃疡形成、伴有转移,则提示病灶恶性程度较高。ISUS 下小肠神经分泌肿瘤多表现为黏膜下层来源,内部呈稍低均匀回声改变,边界清晰。若正常小肠壁层次破坏、病灶>3cm、存在转移灶,提示生物学恶性行为。

5. **小肠间质瘤**　小肠间质瘤病灶常较大,表面伴溃疡者较多。ISUS 下表现为固有肌层来源的均匀低回声肿块(图 5-32),若侵犯肠壁全层,则提示恶性生物学倾向。

6. **小肠淋巴管瘤**　小肠淋巴管瘤在内镜下多呈平缓的隆起灶,表面常见白色颗粒样改变,大小不一。ISUS 下可见来源于黏膜层或黏膜下层的不规则无回声病灶,内部可见低回声絮状物,部分病例可累及浆膜层(图 5-33,图 5-34)。

7. **小肠克罗恩病**　小肠早期活动期克罗恩病的表现可从黏膜轻度充血、水肿到浅表口疮样溃疡,此时 ISUS 对肠壁层次结构的判断十分有助于诊断。ISUS 下典型的克罗恩病表现为绒毛层消失、全层小肠壁增厚,伴有肠壁各层次结构模糊(图 5-35)。这种改变与克罗恩病隐窝脓肿、透壁性炎症以及修复期纤维增生的病理学改变是一致的。

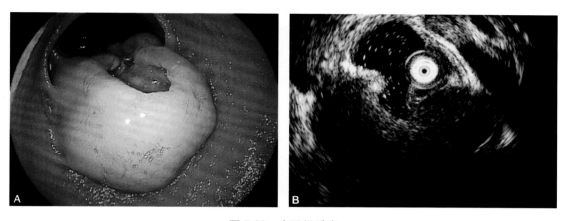

图 5-32　空肠间质瘤
A. 空肠可见巨大黏膜下肿瘤,表面溃烂;B. ISUS 所见病灶位于固有肌层,内部呈低回声,表面部分缺损。

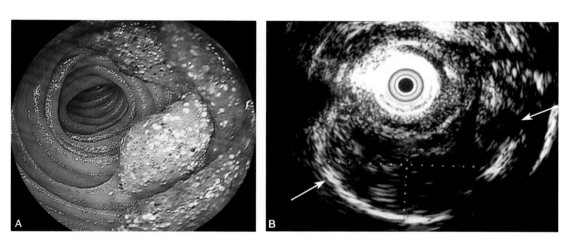

图 5-33　小肠淋巴管瘤
A. 小肠可见结节状白色黏膜下隆起灶,表面黏膜水肿;B. ISUS 所见病灶来源于黏膜下层的不规则无回声区,内部可见云絮状低回声改变。

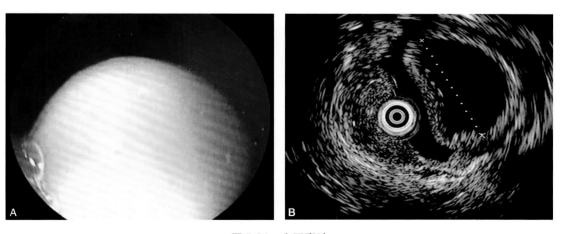

图 5-34　空肠囊肿
A. 空肠可见黏膜下隆起灶;B. ISUS 所见病灶来源于黏膜下层的椭圆形无回声区,其余各层结构完整。

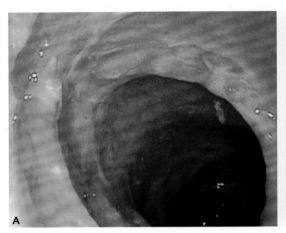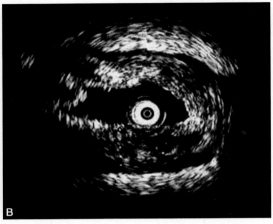

图 5-35 小肠克罗恩病

A. 空肠肠壁弥漫性水肿,表面可见坏死物附着;B. ISUS 所见全层小肠壁增厚,伴有肠壁各层次结构模糊。

第六章

结直肠的探查

第一节　结直肠的解剖和正常超声影像

一、结直肠的大体解剖

　　大肠在右髂窝从盲肠开始逆时针围绕在空肠、回肠周围,全长约 1.5m。盲肠管径最大,向肛侧走行其管径逐渐变细,乙状结肠末端管径最细,但走行至直肠,管腔膨大成宽大的壶腹。据大肠位置和形态,大肠可分为盲肠、阑尾、结肠、直肠和肛管 5 个部分(图 6-1)。

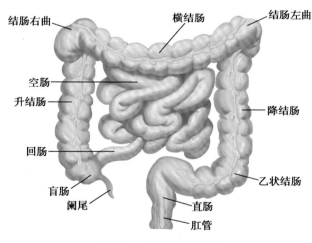

图 6-1　大肠的大体解剖

　　盲肠为大肠的起始部,多位于右侧髂窝内,下端膨大,属于腹膜内器官。

　　阑尾为盲肠下端向外延伸的一细管状器官,多数起自盲肠后内侧壁,三条结肠带的汇集处,长度因个体差异而变化较大。

　　结肠为盲肠和直肠之间的肠段,呈 M 形,包绕空肠、回肠。根据位置和形态,结肠可分为升结肠、横结肠、降结肠和乙状结肠 4 个部分。升结肠为盲肠和结肠肝曲之间的肠段,属于腹膜间位器官,位置较为恒定。横结肠为结肠肝曲和脾曲之间的肠段,呈凸向下方的弓形,分别通过结肠肝曲、脾曲与升结肠、降结肠相连,属于腹膜外器官,活动度较大。降结肠为结肠脾曲和乙状结肠之间的肠段,属于腹膜间位器官,位置较为恒定。乙状结肠为降结肠和直肠之间的肠段,属于腹膜内器官,多位于左髂窝内,活动度较大,位置不固定。

　　直肠位于小骨盆下方的后部,上端于第 3 骶椎处与乙状结肠相接后沿骶骨、尾骨前面下行,穿过盆膈开口移行于肛管,全长为 12~16cm。直肠与乙状结肠移行部最狭窄,向下肠腔显著膨大,至直肠下部扩大成直肠壶腹,后迅速变窄,与肛管连接。

　　肛管上端在盆膈平面接续直肠,下端止于肛门。肛管被肛门括约肌包绕,平时处于收缩状态,有控制排便的作用;其内侧有 6~10 条纵行的黏膜皱襞,称为肛柱。各肛柱下端彼此借半月形皱襞相连,此皱襞称为肛瓣。肛瓣与两个相邻的肛柱之间的隐窝称为肛窦。肛管周围有肛门内、外括约肌和肛提肌。

大肠的毗邻结构:盲肠前方与回肠相邻,后方为腹膜后结构,左侧与回肠相邻,右侧游离;升结肠前方主要与空肠相邻,后方近盲肠为腹膜后结构,上端近肝曲处为右侧肾脏,左侧与空肠相邻,右侧近盲肠游离,与腹壁直接接触,上端近肝曲处为肝右叶;横结肠前方与网膜、脾及部分小肠相邻,后方与胃、小肠相邻;降结肠后方近脾曲与左肾相邻,下端为腹膜后结构,左侧游离,与腹壁直接接触,前方、右侧均与小肠相邻;乙状结肠周边要与小肠相连,乙状结肠进入盆腔后与膀胱、子宫附件相邻。直肠前方,男性为前列腺、两侧的精囊及近侧尿道,女性为子宫颈和阴道后壁,直肠两侧为肛提肌、坐骨直肠间隙和骨盆髋骨骨壁,直肠后方为骶尾骨的骨壁。

二、结直肠的组织结构

结直肠的组织结构基本相同,由黏膜层、黏膜下层、肌层和外膜层 4 层构成(图 6-2),其厚度为 3~4mm,直肠壁厚度稍厚。黏膜层由单层柱状上皮层、固有层和黏膜肌层构成;黏膜下层为黏膜与肌层之间的疏松结缔组织层,含有血管、淋巴管、神经丛;肌层分为内、外两层,内层为环形肌,外层为纵行肌。外膜由疏松结缔组织构成,在盲肠、横结肠、乙状结肠为浆膜;在升结肠与降结肠前壁为浆膜,后壁为纤维膜;在直肠上 1/3 段的大部、中 1/3 段的前壁为浆膜,余为纤维膜。

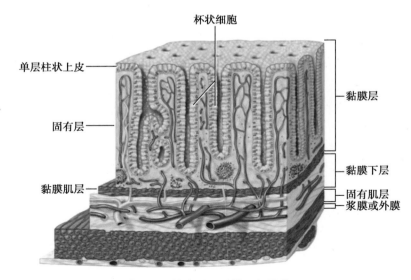

图 6-2　结直肠肠壁的组织结构

三、正常结直肠壁的超声影像

微探头超声内镜下,正常结直肠肠壁由腔内向腔外可显示为回声不同的 5 层结构(图 6-3,即高→低→高→低→高,5 层),但超声图像上的 5 层结构与消化道管壁的组织结构并非一一对应。超声图像上各层分别代表如下:第一层高回声环对应黏膜界面和黏膜浅层,第二层低回声环对应黏膜深层,第三层高回声环对应黏膜下层和黏膜下层与固有肌层之间的界面层,第四层低回声环对应固有肌层,第五层高回声环对应浆膜层及浆膜下脂肪。此外,应用频率较高的探头探查时,第四层可被高回声层分隔为两层低回声层,即固有肌层的内环肌和外纵肌,此时肠壁结构可显示为 7 层结构壁(即高→低→高→低→高→低→高,7 层)。

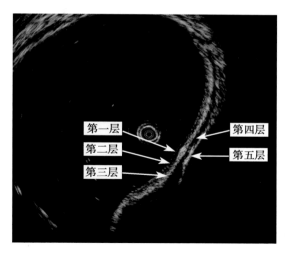

图 6-3 结直肠肠壁的 5 层超声结构

第二节 结直肠的微探头超声内镜探查技巧

　　微探头超声内镜探查病灶时,能否获得理想的超声图像,主要取决于病灶局部能否获得满意的储水量及探头能否与病灶保持平行。当我们探查食管病灶时,虽然探头始终与其长轴保持一致,但因无法获得满意的储水量,超声图像往往效果不佳。在食管章节中,我们曾使用抓拍的方法、注水镜或使用内镜的注水键功能,其实本质都是在解决病灶局部储水难的问题。而在结直肠探查时,因探头长轴多数情况与肠腔长轴一致,且注水情况下患者的耐受性较好,此外,利用体位的变化能使储水更容易(图 6-4),所得的超声图像都较佳,但一些特殊部位如横结肠肝曲、脾曲、降乙交界处、阑尾附近、结肠带或直肠瓣内的病灶,探头很难与病灶平行,这种情况下,除了变化体位以外,我们还可以尝试使用透明帽、探头前端过度弯曲、自制水囊或倒镜(图 6-5)的方法获得理想的图像。

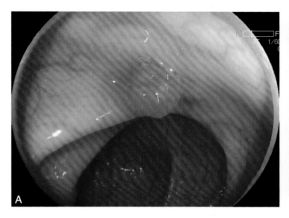
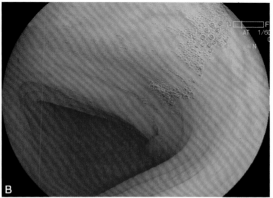

图 6-4 体位变化对储水的影响(乙状结肠)
A. 仰卧位;B. 左侧卧位。

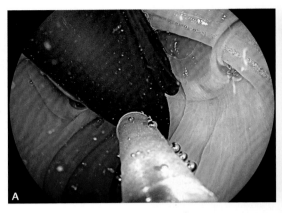
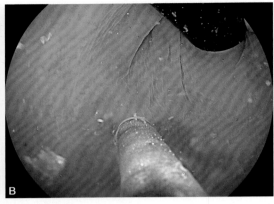

图 6-5 升结肠、直肠倒镜探查
A. 升结肠;B. 直肠。

第三节 结直肠疾病的微探头超声图像特点

一、上皮性肿瘤

1. **结直肠息肉** 结直肠息肉是肠壁黏膜局限性增生,凸起到腔内而形成的过度生长组织,可以单发或多发,其发病率在结直肠良性肿瘤中占第一位。结肠镜下可见黏膜局部隆起,表面常伴糜烂、充血。山田分类法将其分为 4 型,即 Ⅰ 型(广基,图 6-6、图 6-7)、Ⅱ 型(隆起与基底呈直角,图 6-8、图 6-9)、Ⅲ 型(亚蒂,图 6-10、图 6-11)、Ⅳ 型(有蒂,图 6-12)。超声下声像学特点:源自第一层,边界清晰、乳头状、丘状、指突状或分叶状突向腔内的等、低或中等偏高均匀回声团块,黏膜下层清晰(图 6-5~图 6-7)。超声内镜下息肉与早期结直肠癌影像学特点类似,需结合表面腺管分型、活检及 NBI 方能鉴别。

2. **结直肠癌** 结直肠癌是我国消化道常见的恶性肿瘤,分为早期及进展期。

早期结直肠癌指原发肿瘤局限于黏膜或黏膜下层,病灶较大时微探头超声内镜无法探及病灶全貌。其结肠镜下可分为 3 型:①Ⅰ 型(隆起型),可进一步分为有蒂型(Ⅰp)、亚蒂型(Ⅰsp)、广基型(Ⅰs);②Ⅱ 型(扁平隆起型),可进一步分为表浅隆起型(Ⅱa)、平坦型(Ⅱb)、无边缘隆起的凹陷型(Ⅱc);③Ⅲ 型(扁平隆起伴溃疡型)。

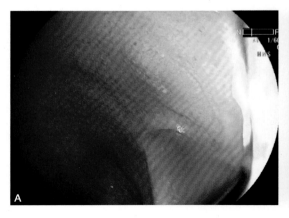
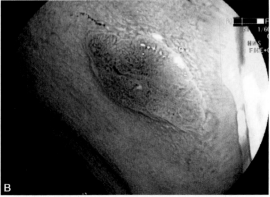

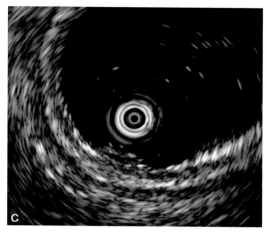

图6-6 山田 I 型直肠息肉
A.直肠可见 0.4cm 扁平隆起灶；B.FICE 下见病灶界限
清晰；C.MPS 所见病灶来源于黏膜层，呈等低回声，其
余各层结构完整、清晰。

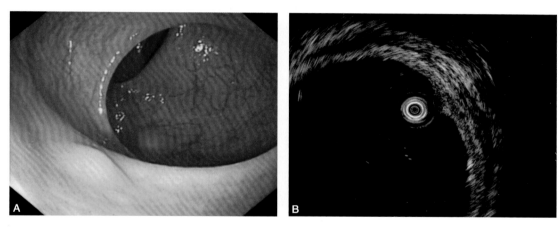

图6-7 山田 I 型直肠息肉
A.直肠可见 0.5cm 扁平隆起；B.MPS 所见病灶来源于黏膜层，呈低回声，其余各结构完整、清晰。

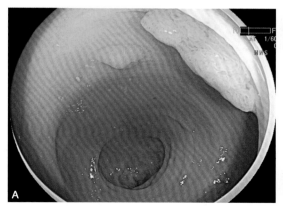
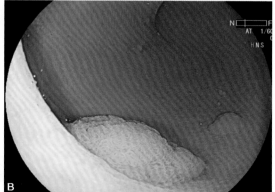

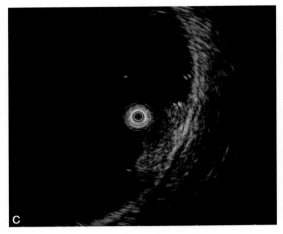

图 6-8 山田Ⅱ型直肠息肉

A、B.直肠结肠可见 2 枚息肉,较大者约 1.5cm;C.MPS 所见病灶来源于黏膜层,呈低回声,其余各层结构完整、清晰。

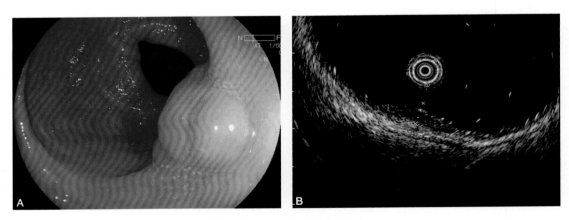

图 6-9 山田Ⅱ型乙状结肠息肉

A.乙状结肠可见 2 枚息肉,较大者约 1.4cm;B.MPS 所见病灶来源于黏膜层,呈低回声,其余各层结构完整、清晰。

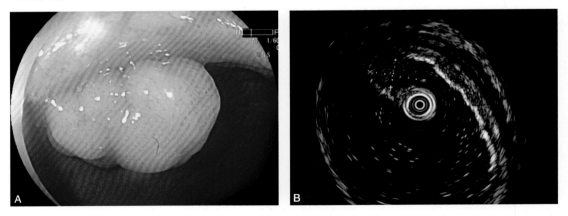

图 6-10 山田Ⅲ型直肠息肉

A.直肠可见 0.8cm 息肉;B.MPS 所见病灶来源于黏膜层,呈低回声,其余各层结构完整、清晰。

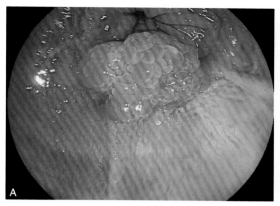
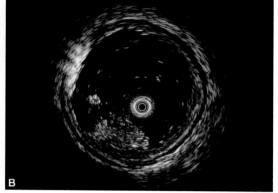

图 6-11　山田Ⅲ型直肠吻合口处息肉

A. 直肠吻合口处可见 1.3cm 息肉；B. MPS 所见病灶来源于黏膜层，呈低回声，其余各层结构完整、清晰。

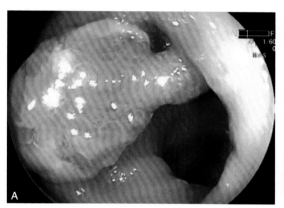
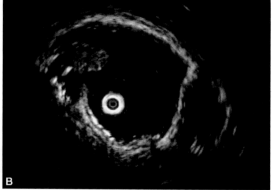

图 6-12　山田Ⅳ型乙状结肠息肉

A. 乙状结肠可见 1.2cm 息肉；B. MPS 所见病灶来源于黏膜层，呈低回声，其余各层结构完整、清晰。

　　进展期结直肠癌指原发肿瘤浸润深度超过黏膜下层达到肌层或更深层。临床都采用 Borrmann 分型，分为 4 型：①Ⅰ型瘤体向腔内突出，呈结节状、息肉状；②Ⅱ型瘤体呈环堤样隆起；③Ⅲ型肿瘤向肠壁周围及深部浸润生长，表现为较大溃疡，界限不清，表面糜烂；④Ⅳ型肿瘤向肠壁各层弥漫浸润，肠壁增厚、僵硬，管腔狭窄。

　　超声下声像学特点：①早期结直肠癌表现为不规则的低回声或中等回声肿块突入肠腔内，第 1~3 层结构不清、消失或增厚，第 4 层结构正常（图 6-13～图 6-17）。与结直肠良性息肉的鉴别要点见前文。②进展期结直肠癌表现为第 1~4 层或全层正常结构消失，被不规则的低回声肿块替代，但微探头的频率高，超声信号的穿透力弱，多数病例较难完整、清晰地显示病灶，术前精确的 T 分期往往需要环扫型超声内镜评估（图 6-18），但在部分高度狭窄的进展期结直肠癌患者中，超声微探头能通过狭窄的肠腔，从而使狭窄病变术前分期成为可能（图 6-19）。

二、非上皮性肿瘤

　　1. 神经内分泌肿瘤　结直肠神经内分泌肿瘤起源于消化道黏膜腺体基底部的肠嗜铬细胞，好发于直肠。结肠镜下可见黏膜下结节样隆起灶，呈黄白色或淡黄色，质韧或硬，有时活检钳可推动；病灶较大时，顶端可出现凹陷、糜烂甚至溃疡。超声下声像学特点：第 2~3

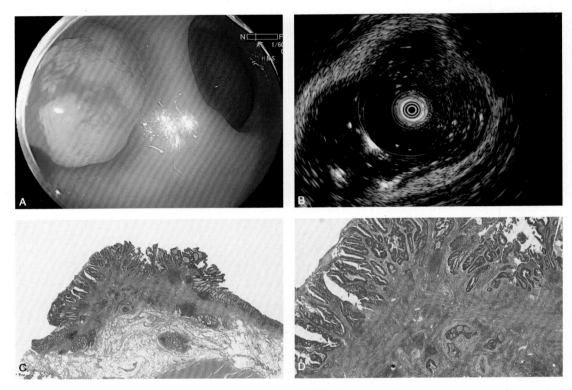

图 6-13　早期直肠癌

A. 直肠可见 1.0cm 亚蒂隆起灶,表面伴糜烂;B. MPS 所见病灶来源于黏膜层,呈低回声,黏膜下层完整;
C. 中分化腺癌,侵及黏膜下层,未见神经侵犯,未见脉管癌栓(HE 染色,×12);D. 中分化腺癌,侵及黏膜下
层,未见神经侵犯,未见脉管癌栓(HE 染色,×40)。

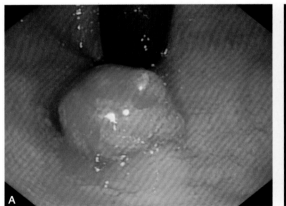
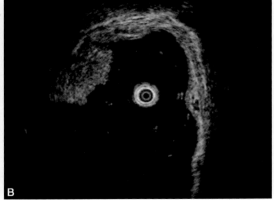

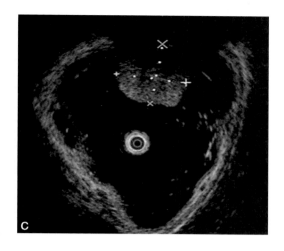

图 6-14 早期直肠癌

A. 直肠可见 1.1cm 亚蒂隆起灶,表面可见渗血;B、C. 超声所见病灶来源于黏膜层,呈低回声,部分层面病灶全貌无法清晰显示。

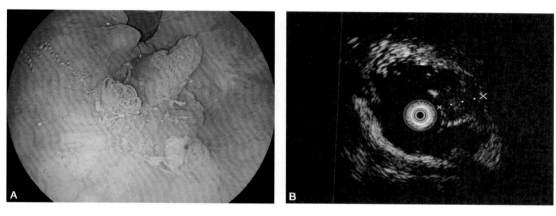

图 6-15 早期直肠癌

A. 直肠可见 1.5cm 扁平隆起灶,表面呈颗粒状;B. MPS 所见病灶来源于黏膜层,呈等低回声,后方黏膜下层完整。

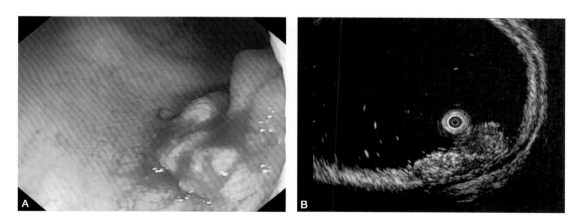

图 6-16 早期直肠癌

A. 直肠可见 1.3cm 扁平隆起灶,表面呈颗粒状;B. MPS 所见病灶来源于黏膜层,呈低回声改变,后方黏膜下层完整。

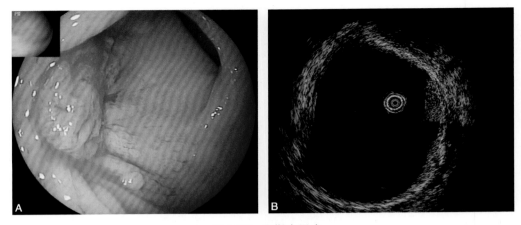

图 6-17 早期直肠癌

A.直肠可见 1.1cm 扁平隆起灶,表面呈渗血;B.MPS 所见病灶来源于黏膜层,呈低回声改变,后方黏膜下层完整。

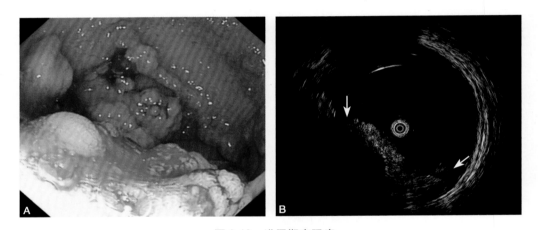

图 6-18 进展期直肠癌

A.直肠见巨大增生性病灶,表面呈结节样,累及管腔约 1/2,表面附污苔及血液;B.MPS 所见病灶呈低回声,局部正常肠壁结构消失,病灶远场无法探及。

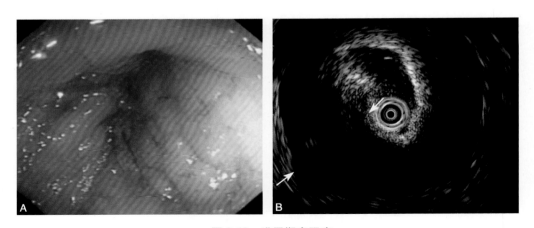

图 6-19 进展期直肠癌

A.直肠管腔狭窄,表面黏膜粗糙,镜身无法通过;B.MPS 所见直肠肠壁正常层次结构消失,被均匀的低回声结构替代。

层来源的低或等回声病灶,内部回声均匀(图 6-20,视频 6-1),瘤体较大时内部因出血、钙化或坏死回声可不均匀(图 6-21,图 6-22),有时可见多发液性暗区,病灶与第 4 层多数分界清晰;发生浸润时,肠壁正常结构分界不清,此时病灶可浸润至第 5 层。

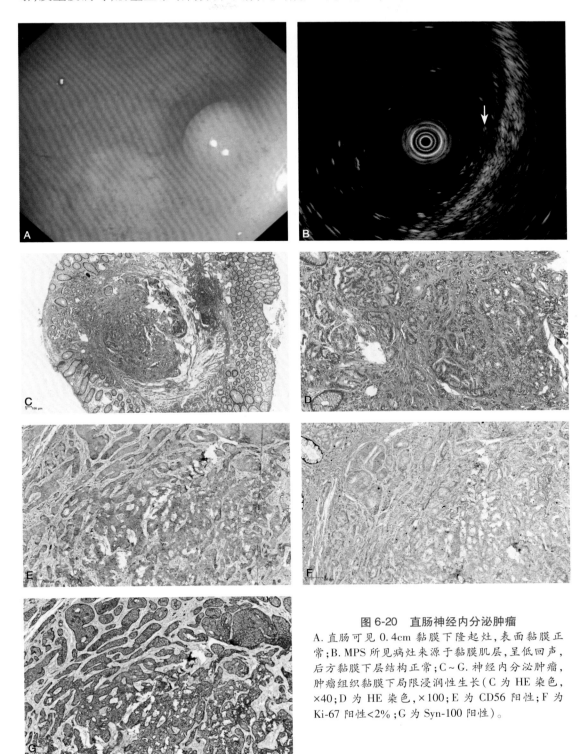

图 6-20 直肠神经内分泌肿瘤

A. 直肠可见 0.4cm 黏膜下隆起灶,表面黏膜正常;B. MPS 所见病灶来源于黏膜肌层,呈低回声,后方黏膜下层结构正常;C~G. 神经内分泌肿瘤,肿瘤组织黏膜下局限浸润性生长(C 为 HE 染色,×40;D 为 HE 染色,×100;E 为 CD56 阳性;F 为 Ki-67 阳性<2%;G 为 Syn-100 阳性)。

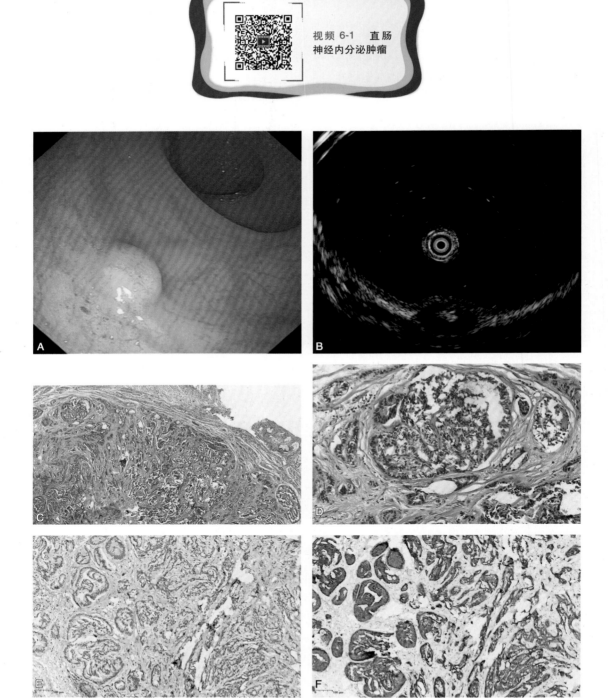

视频 6-1 直肠神经内分泌肿瘤

图 6-21 直肠神经内分泌肿瘤

A. 直肠可见 0.6cm 黏膜下隆起灶,表面黏膜正常;B. MPS 所见病灶来源于黏膜下层,呈低回声,中央可见高回声结构,后方固有肌层结构正常;C~F. 神经内分泌肿瘤,肿瘤细胞位于黏膜下层,界限清晰,肿瘤细胞排列呈筛孔样(C 为 HE 染色,×50;D 为 HE 染色,×200;E 为 Ki-67 阳性<2%;F 为 Syn-100 阳性)。

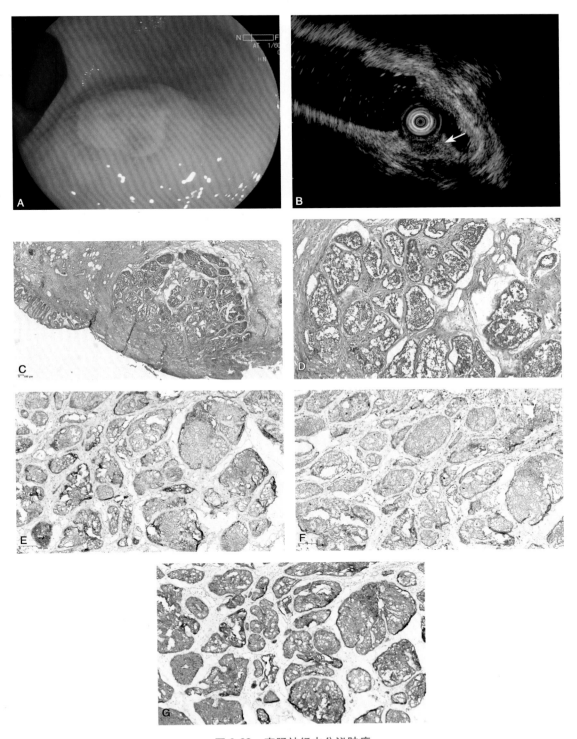

图 6-22　直肠神经内分泌肿瘤

A. 直肠可见 0.7cm 黏膜下隆起灶,表面溃烂;B. MPS 所见病灶来源于黏膜下层,呈低回声,病灶表面黏膜层缺失;C~G. 神经内分泌肿瘤,肿瘤位于黏膜下层,界限清晰,肿瘤细胞生长排列呈筛孔状(C 为 HE 染色,×40;D 为 HE 染色,×100;E 为 CD56 阳性;F 为 Ki-67 阳性<2% ;G 为 Syn-100 阳性)。

2. 淋巴管瘤 淋巴管瘤为淋巴管系统组织畸形的良性黏膜下肿瘤。肠镜下可见半球形黏膜下隆起，表面黏膜正常，压迫后可变形，有透光感。超声下声像学特点：超声内镜对淋巴瘤诊断的特异性较高，表现为来源于第1或3层、呈圆形或类圆形的无回声病灶(图6-23，图6-24)。

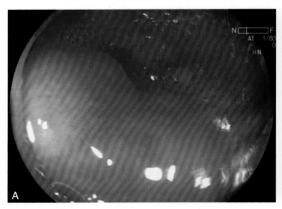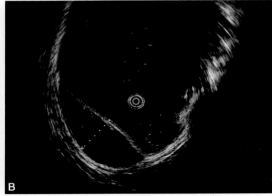

图 6-23 盲肠淋巴管瘤

A. 盲肠末端阑尾开口附近可见一侧肠壁黏膜隆起，表面黏膜正常；B. MPS 所见病灶来源于黏膜下层，内部呈无回声结构。

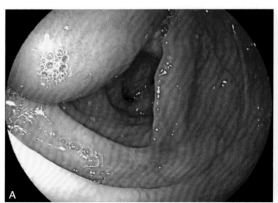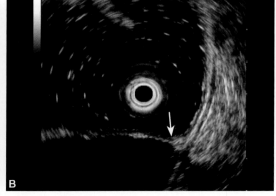

图 6-24 横结肠淋巴管瘤

A. 横结肠可见巨大黏膜下隆起灶；B. MPS 所见病灶来源于黏膜下层，内部呈无回声结构，其余各层结构完整、清晰。

3. 脂肪瘤 脂肪瘤在结直肠黏膜下肿瘤中较常见，多位于右半结肠，回盲部多见。结肠镜下可见黏膜下黄色带光泽的无蒂或有蒂的肿瘤，表面光滑，软而富有弹性，用夹闭的活检钳推压肿块，压迫部位可明显凹陷，类似压迫枕头的表现，称为 Pillow 征。超声下声像学特点：超声对脂肪瘤的诊断特异性较高，表现为第3层来源，少数可来源于第5层，呈圆形或椭圆形肿块，内部回声偏高，如瘤体较小，超声下可见清晰的轮廓；如瘤体较大，后方边界往往无法清晰显示(图6-25，视频6-2，图6-26)。

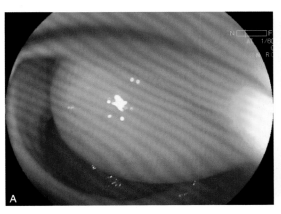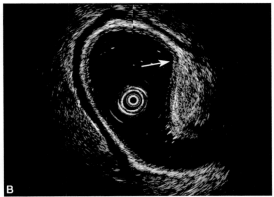

图 6-25　降结肠脂肪瘤

A. 降结肠见可见淡黄色 1.2cm 黏膜下隆起灶；B. MPS 所见病灶来源于黏膜下层，内部呈高回声，病灶较大，病灶后边界无法清晰显示。

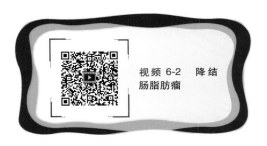

视频 6-2　降结肠脂肪瘤

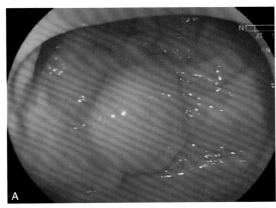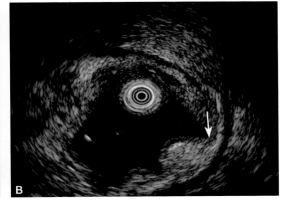

图 6-26　乙状结肠脂肪瘤

A. 乙状结肠见可见淡黄色 1.0cm 黏膜下隆起灶；B. MPS 所见病灶来源于黏膜下层，内部呈高回声，病灶轮廓清晰，与固有肌层分界清晰。

4. 结直肠间质瘤或平滑肌瘤　临床较为少见，内镜下均表现为黏膜下隆起，表面一般光滑，活检钳触之肿物可活动。超声下声像学特点：圆形或椭圆形低回声肿物，起源于肠壁的固有肌层或黏膜肌层，内部回声多均匀，通常边界较清楚，病灶较大时，内部可出现不均匀的低回声或液性坏死(图 6-27)。

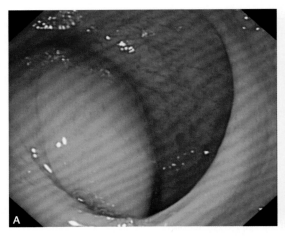
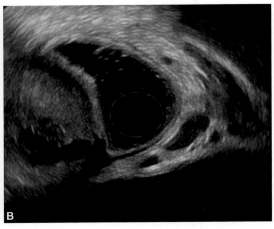

图 6-27　直肠间质瘤

A. 直肠见巨大黏膜下隆起灶;B. 环扫型超声内镜探查见病灶来源于固有肌层,呈低回声,内部可见液性坏死。

三、结直肠其他疾病超声特点

1. **结直肠气囊肿病**　消化道少见病,肠道黏膜下和/或浆膜下的充满气体的囊肿。结肠镜下可见黏膜下肿瘤的特点,表面覆盖正常黏膜,有时病灶可呈透明或半透明。超声下声像学特点:第 3 层或第 5 层来源的多发线状或不规则高回声伴声影病灶(图 6-28,视频 6-3,图 6-29)。

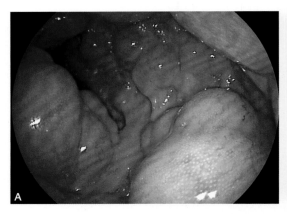
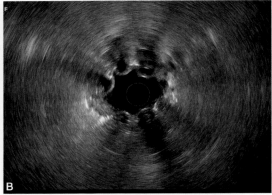

图 6-28　结直肠气囊肿病

A. 结直肠可见多发大小不等的黏膜下隆起灶,表面黏膜正常;B. 环扫型超声内镜所见局部黏膜下线状高回声结构伴声影。

视频 6-3　结直肠气囊肿病

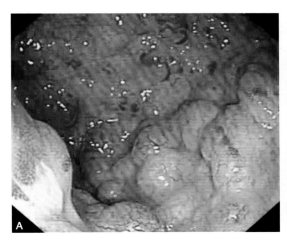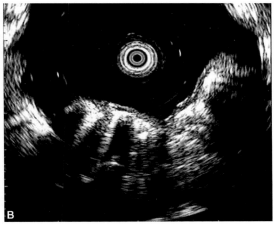

图 6-29　结直肠气囊肿病

A. 结直肠可见多发大小不等的黏膜下隆起灶,表面黏膜正常;B. MPS 所见局部黏膜下线状高回声结构伴声影。

　　2. **淋巴瘤**　结直肠淋巴瘤起源于肠壁淋巴网状组织。淋巴瘤形态多变,早期肿瘤位于黏膜下,表面黏膜正常,后期随着瘤体增大,表面溃烂,但肿瘤非溃疡部位黏膜基本正常,病灶质地较上皮恶性肿瘤软。超声下声像学特点:局部肠壁 5 层结构存在,黏膜下层增厚,回声偏低,如淋巴瘤浸润整个肠壁,此时与进展期结直肠癌鉴别困难(图 6-30~图 6-33,视频 6-4)。

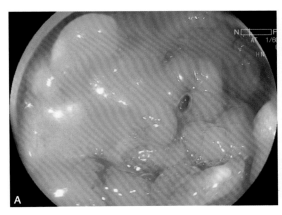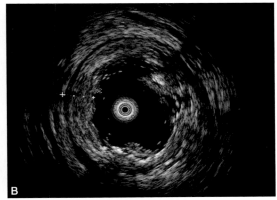

图 6-30　横结肠淋巴瘤(低度恶性 B 细胞淋巴瘤)

A. 横结肠肠腔狭窄,黏膜可见多发大小不等的结节样隆起;B. MPS 所见局部肠壁弥漫性增厚,其中以黏膜下层增厚为主,黏膜下层回声偏低。

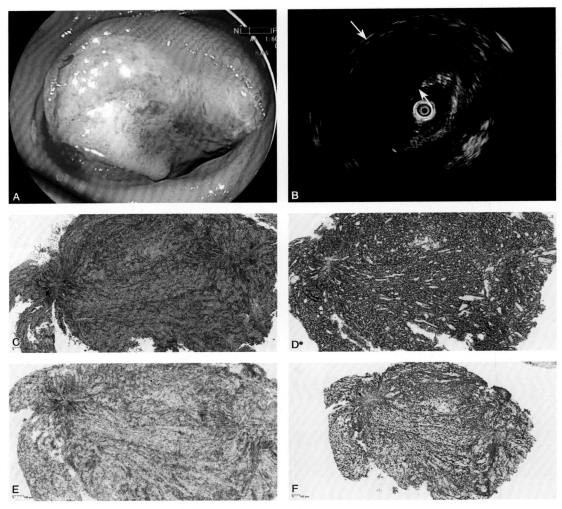

图 6-31 回盲部弥漫大 B 细胞淋巴瘤

A. 回盲部巨大增生性病灶, 表面溃烂附污苔; B. MPS 所见局部肠壁正常结构消失, 代之以不均匀的低回声结构; C~F. 肿瘤细胞弥漫浸润性生长, 肿瘤细胞为大细胞, B 细胞标记物 CD20 阳性, CD30 阴性, Ki-67 高表达(C 为 HE 染色, ×70; D 为 CD20 阳性; E 为 CD30 阴性; F 为 Ki-67 高表达)。

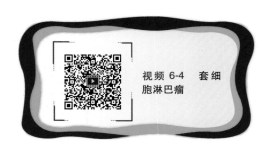

视频 6-4 套细胞淋巴瘤

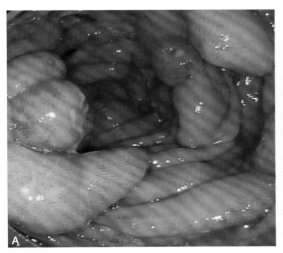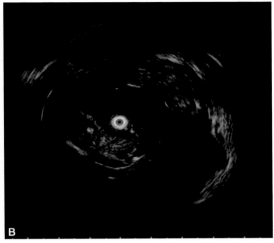

图 6-32　套细胞淋巴瘤
A. 结直肠多发黏膜下隆起;B. MPS 所见黏膜下层弥漫性增厚,回声偏低。

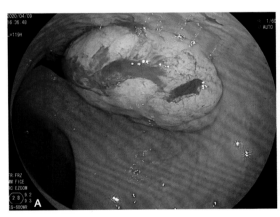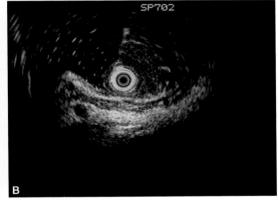

图 6-33　MALT 淋巴瘤
A. 直肠可见一黏膜下隆起灶;B. 病灶位于黏膜下层,呈低回声改变。

3. 溃疡性结肠炎　溃疡性结肠炎是一种病因尚不十分清楚的慢性非特异性肠道炎症,青壮年多见。结肠镜下可见病变多从远端直肠向近端结肠发展,呈连续性、弥漫性分布;活动期可见黏膜血管纹理模糊、紊乱或消失,黏膜充血、水肿、质脆、自发性或接触性出血和脓性分泌物附着,黏膜粗糙、呈细颗粒状,病变明显处可见弥漫性、多发性糜烂或溃疡;慢性修复期可见管腔变细、结肠袋变浅、变钝或消失以及假息肉、桥黏膜。超声下声像学特点:表现为第 1~3 层明显增厚,但层次尚存在,固有肌层结构正常,有时可见黏膜层局部隆起形成息肉(图 6-34,图 6-35),超声对溃疡性结肠炎的诊断缺乏特异性,任何慢性炎症都可出现上述改变,确诊仍需综合多方面临床表现及组织病理学结果。

4. 克罗恩病　克罗恩病与溃疡性结肠炎同属炎症性肠病。结肠镜下病变呈跳跃式,病变之间的黏膜基本正常,病变好发于右半结肠,早期口疮样溃疡,病程发展可出现匐行溃疡和纵行溃疡,表面黏膜隆起,呈鹅卵石样改变,可见多发炎性息肉。超声下声像学特点:肠壁全层增厚,黏膜层隆起,黏膜下层回声减低,而固有肌层局限性增厚(图 6-36,图 6-37)。同样,超声对克罗恩病的诊断缺乏特异性,确诊需综合多方面临床表现及组织病理学结果。

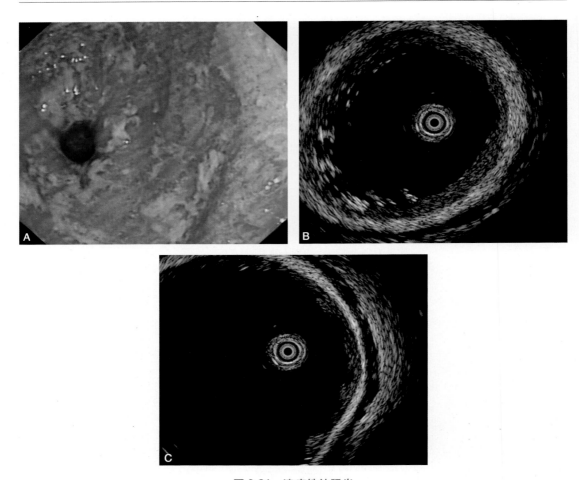

图 6-34　溃疡性结肠炎

A. 直肠可见黏膜重度充血、水肿,表面可见糜烂及浅溃疡、污苔及坏死物;B、C. MPS 所见局部肠壁弥漫性增厚,以黏膜层及黏膜下层增厚为主,固有肌层结构正常。

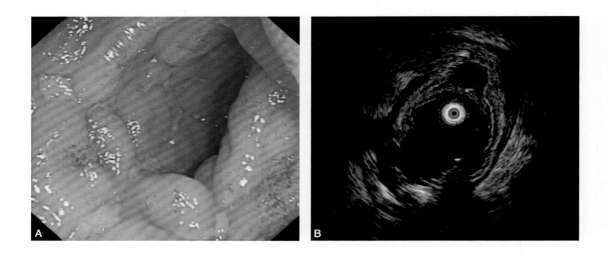

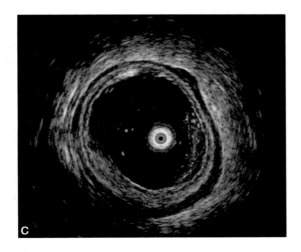

图 6-35　溃疡性结肠炎
A. 乙状结肠可见黏膜重度充血、水肿,表面可见糜烂及浅溃疡、污苔及坏死物;B、C. MPS 超声所见局部肠壁弥漫性增厚,以黏膜层及黏膜下层增厚为主,固有肌层结构正常。

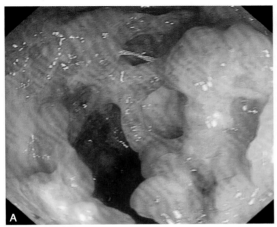

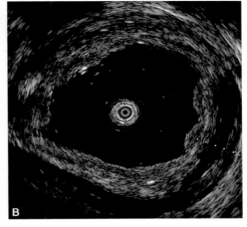

图 6-36　克罗恩病
A. 横结肠黏膜水肿,呈鹅卵石样改变;B. MPS 所见肠壁全层增厚,黏膜层隆起,黏膜下层回声减低,而固有肌层局限性增厚。

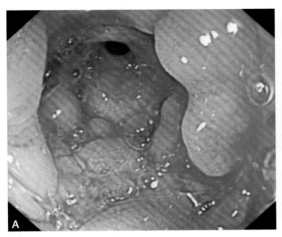

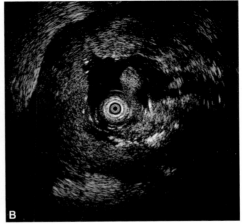

图 6-37　克罗恩病
A. 横结肠黏膜水肿,呈鹅卵石样改变;B. MPS 所见肠壁全层增厚,层次结构模糊,黏膜层隆起,黏膜下层回声减低而固有肌层局限性增厚。

5. 结直肠子宫内膜异位症 结直肠子宫内膜异位症占子宫内膜异位症的 30%，多见于直肠和乙状结肠，异位内膜自浆膜浸润至黏膜下层。月经期行结肠镜检查，可发现突入肠腔的黏膜下隆起灶，呈紫红色或蓝色，界限不清，质地软，充血明显，而月经中期上述改变明显减轻；部分病灶不形成黏膜下隆起，而类似恶性肿瘤浸润肠壁表现，局部肠壁黏膜凹陷，表面呈结节样。超声下声像学特点：肠壁外低回声病灶，病灶向肠壁内浸润（图 6-38～图 6-40），形态类似"牛头"，但有时需结合其他影像学检查结果，与盆腔恶性肿瘤浸润肠壁相鉴别。

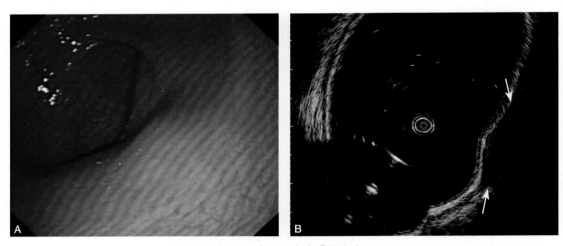

图 6-38 直肠子宫内膜异位症

A. 直肠可见 0.7cm 半球形黏膜下隆起灶；B. MPS 局部肠壁外可见低回声病灶，病灶向肠壁内浸润至固有肌层，局部第 1～3 层结构正常。

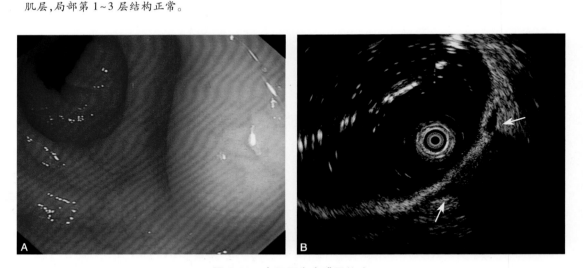

图 6-39 直肠子宫内膜异位症

A. 直肠可见 0.8cm 半球形黏膜下隆起灶；B. MPS 局部肠壁外可见低回声病灶，病灶向肠壁内浸润至固有肌层，局部第 1～3 层结构正常，病灶形态类似"牛头"。

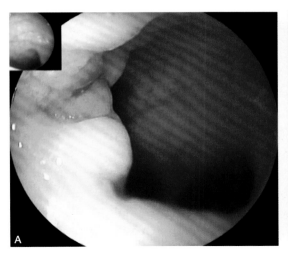
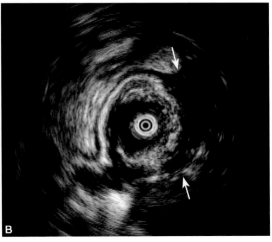

图 6-40　直肠子宫内膜异位症

A. 直肠可见局部凹陷,表面黏膜结节样改变;B. MPS 局部肠壁外可见低回声病灶,病灶向肠壁内浸润至固有肌层,局部第 1~3 层结构正常。

　　6. 肠白塞综合征　白塞综合征是一种慢性全身血管炎症性疾病,主要表现为复发性口腔溃疡、生殖器溃疡、眼炎及皮肤损害,也可累及血管、神经系统、消化道、关节、肺、肾、附睾等器官。本病全身各系统均可累及,有时患者需经历数年甚至更长时间才能相继出现多种临床症状和体征,故早期诊断较为困难,确诊仍需综合多方面临床表现及组织病理学结果;其中,合并肠管溃疡的白塞综合征称为肠白塞综合征,肠镜下可见病变多位于右侧结肠,以回盲部最多见,以溃疡为主,沿肠管的横径分布,位于肠系膜附着的对侧肠壁,一般多发,呈跳跃分布,溃疡之间黏膜正常。超声下声像学特点:对疾病诊断缺乏特异性,仅表现为局部炎症的声像学改变,肠壁 5 层结构存在,溃疡处黏膜层增厚,非溃疡处黏膜层厚度正常(图6-41)。

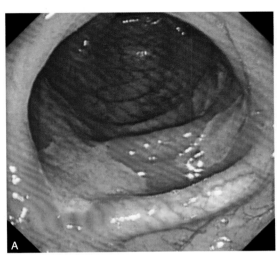
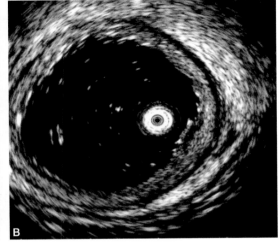

图 6-41　肠白塞综合征

A. 横结肠可见多发溃疡,沿肠管的横径分布,呈跳跃分布,溃疡之间黏膜正常;B. 超声所见肠壁 5 层结构存在,溃疡处黏膜层增厚,非溃疡处黏膜层厚度正常。

7. **直肠良性淋巴滤泡性息肉**　直肠良性淋巴滤泡性息肉是由黏膜下层正常的淋巴滤泡局限性增生所致,原因不明,慢性刺激所致的炎症学说占主流。中老年女性多见,好发于直肠下段,单发病例多见,呈黏膜下肿瘤形态,有时表面血管扩张伴糜烂。超声下声像学特点:第2层来源的低回声病灶,内部回声较均匀(图6-42,图6-43)。主要与神经内分泌肿瘤、淋巴瘤相鉴别。因上述疾病声像学特点类似,故活检或 ESD 方能鉴别。

8. **直肠血肿**　直肠血肿多由机械性损伤导致,肠镜下可见暗红色的黏膜下隆起灶,有时顶端可见溃疡形成。超声下声像学特点:黏膜下层的低回声病灶,边界欠清晰(图6-44)。

9. **慢性脓肿**　直肠慢性脓肿,肠镜下可见黏膜下隆起灶,由于内部为肉芽组织,故质地较韧,有时顶端可见溃疡形成,附着脓性分泌物。超声下声像学特点:黏膜下层的低回声病灶,边界欠清晰,内部有时可见液性坏死物(图6-45)。

10. **血吸虫卵沉积**　血吸虫卵在黏膜下层沉积形成白光下有时类似黏膜下肿瘤,表面呈淡黄色。超声下声像学特点:黏膜下层的强回声团块,后方伴声影(图6-46)。

11. **肠壁内的转移性肿瘤**　晚期肿瘤有时可出现直肠壁内的转移,白光下可见黏膜表面粗糙,呈结节样。超声下声像学特点:黏膜下层、固有肌层,尤其固有肌层弥漫性增厚(图6-47)。

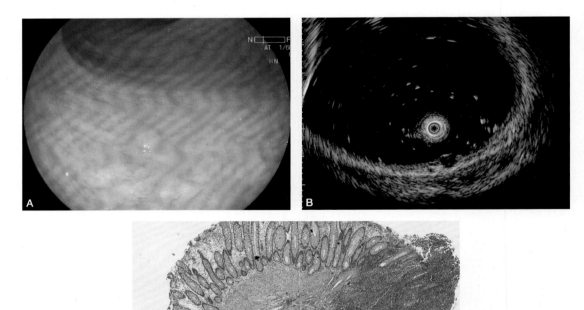

图6-42　直肠局部慢性炎症
A. 直肠可见 0.4cm 半球形黏膜下隆起灶;B. MPS 所见黏膜浅层低回声病灶,病灶后方黏膜下层结构正常;C.黏膜下层可见淋巴滤泡形成(HE 染色,×50)。

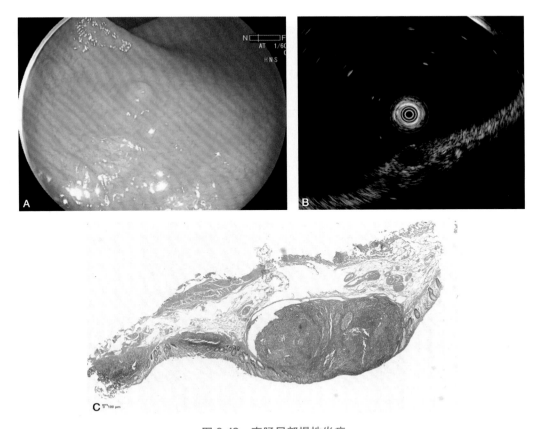

图 6-43　直肠局部慢性炎症
A. 直肠可见 0.3cm 半球形黏膜下隆起灶；B. MPS 所见黏膜深层低回声病灶，病灶后方黏膜下层结构正常；C. 黏膜下层可见淋巴滤泡形成(HE 染色,×25)。

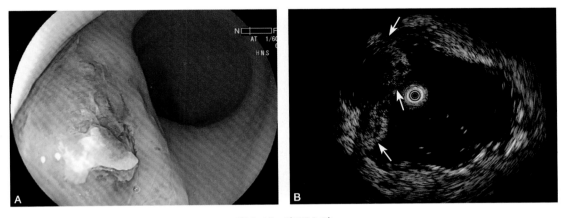

图 6-44　直肠血肿
A. 直肠可见局部黏膜隆起,表面溃烂；B. MPS 所见黏膜下层的低回声病灶,边界欠清晰。

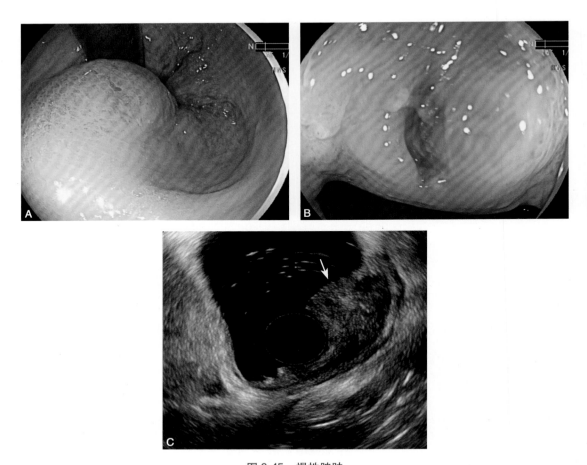

图 6-45　慢性脓肿

A、B. 直肠可见局部黏膜隆起,顶端可见裂口,未见明显脓性分泌物;C. 环扫型超声内镜所见黏膜下层的低回声病灶,边界欠清晰,后方固有肌层完整。

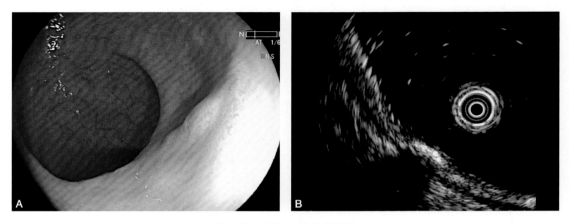

图 6-46　直肠血吸虫卵沉积

A. 直肠可见淡黄色黏膜下隆起灶;B. MPS 所见黏膜下层的高回声团块,后方伴声影。

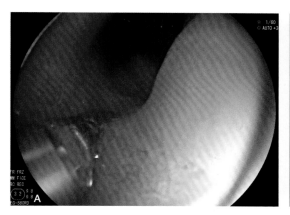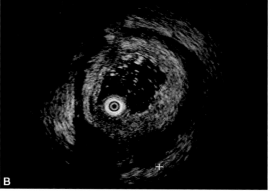

图 6-47 胰腺癌直肠壁内转移
A. 直肠局部黏膜粗糙,管腔稍狭窄;B. MPS 所见直肠壁层次存在,黏膜下层、固有肌层弥漫性增厚。

四、外压

结直肠不同于上消化道,腔道长且部分(如乙状结肠、横结肠)游离,降结肠和升结肠虽然相对固定,但属于腹腔间位器官,紧邻后腹膜,周边脏器较少,故上述部位较少见外压。直肠周边脏器较多、解剖结构复杂,是外压出现的多发区域,因此掌握直肠与周边器官的解剖关系,有助于我们明确外压病灶的性质。如图 6-48 所示,直肠后方为骶骨,因此外压多位于前壁、左侧壁及右侧壁,左侧卧位进镜时直肠各壁对应位置如图 6-48 所示,但微探头超声探查的范围有限,病灶较小时能显示外压性质(图 6-49~图 6-51),病灶较大时仅能显示局部肠壁正常结构,外压病灶的性质往往较难确定,需环扫型超声内镜或其他影像学检查方能明确(图 6-52)。临床上直肠较多见的外压性病灶主要包括:男性前壁主要有精囊(图 6-53)、前列腺(图 6-54);女性前壁主要有子宫(图 6-55),女性右侧壁右侧卵巢癌外压(图 6-56,图 6-57),女性左侧壁左侧卵巢癌外压(图 6-58),盆腔囊肿外压(图 6-59),髂血管外压(图 6-60)。

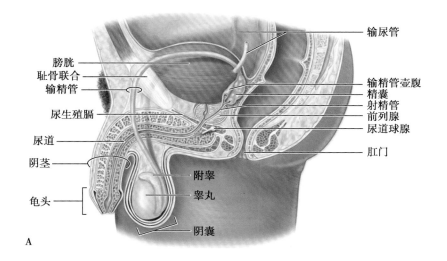

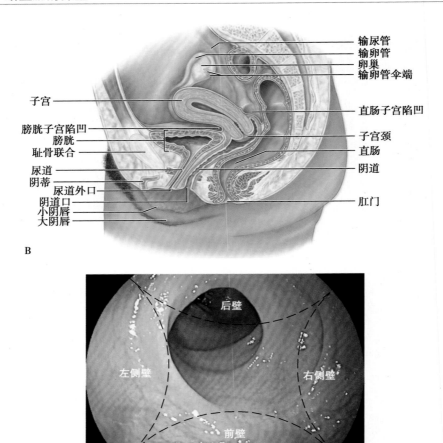

B

图 6-48　直肠正常解剖图及内镜图
A. 男性盆腔解剖图；B. 女性盆腔解剖图；C. 内镜下直肠各壁对应图。

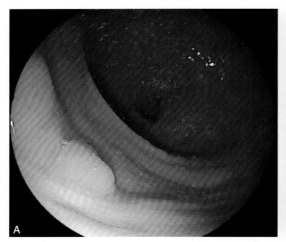

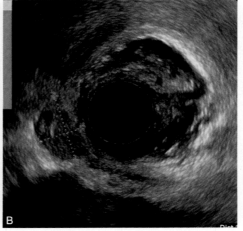

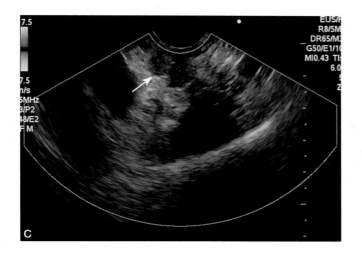

图 6-49　直肠腺癌术后吻合口局部复发

A. 直肠瘢痕处局部黏膜隆起,周边可见 0.5cm 息肉;B、C. 环扫型及纵轴型超声内镜提示,直肠壁外可见 0.7cm 圆形低密度结节,累及直肠外膜。

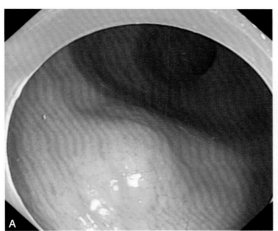

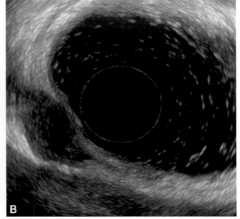

图 6-50　直肠黏液腺癌术后局部复发

A. 直肠瘢痕上方局部黏膜隆起;B. 环扫型超声内镜提示,直肠壁外可见 0.7cm 圆形低密度结节,累及直肠外膜。

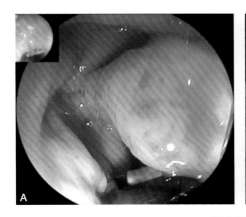

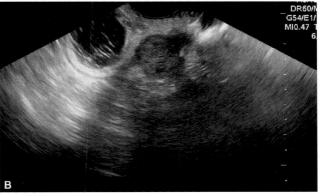

图 6-51　卵巢癌局部复发外压

A. 直肠局部肠壁隆起;B. 纵轴型超声内镜提示,直肠壁外可见 0.6cm 圆形低密度结节,累及直肠外膜。

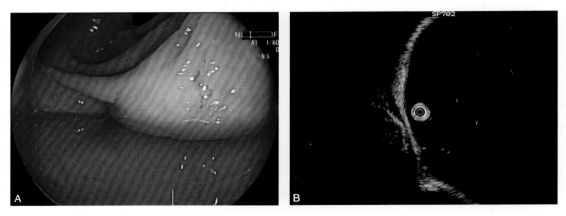

图 6-52　升结肠占位外压

A.升结肠可见巨大黏膜下隆起灶;B.MPS 所见局部肠壁结构正常,肠壁外见巨大低回声病灶外压,无法探及病灶全貌。

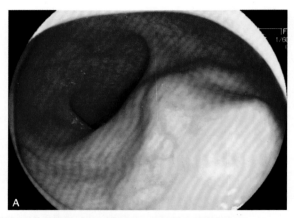

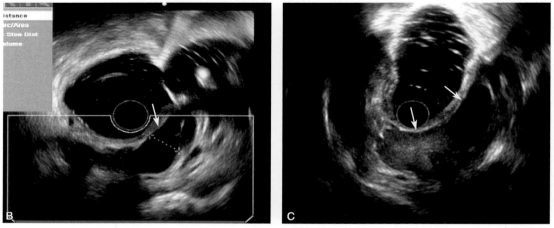

图 6-53　精囊外压

A.直肠前可见条形黏膜下隆起灶;B、C.环扫型超声内镜探查,见局部肠壁结构正常,肠壁外可见无回声囊性病灶,连续扫查见病灶与前列腺相连。

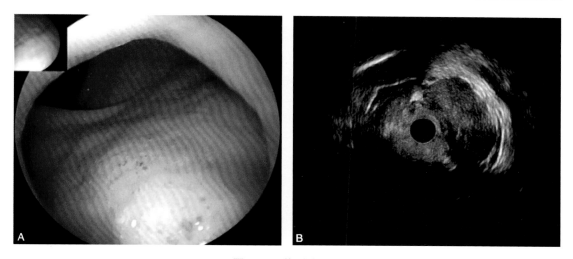

图 6-54　前列腺外压

A. 直肠下段前壁见局部肠壁隆起;B. 环扫型超声内镜探查,见局部肠壁结构正常,肠壁外可见前列腺外压。

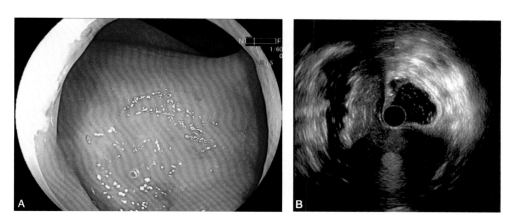

图 6-55　子宫外压

A. 直肠下段前壁可见局部肠壁隆起;B. 环扫型超声内镜探查,见局部肠壁结构正常,肠壁外可见子宫外压。

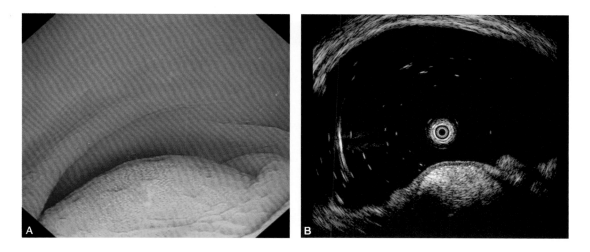

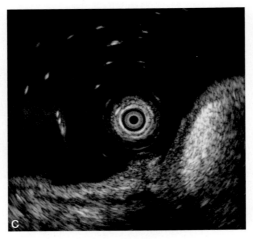

图 6-56　右侧卵巢癌外压

A. 直肠上段近乙状结肠右侧壁可见肠壁隆起；
B、C. MPS 探查，见肠壁外巨大高回声占位，累及肠壁固有肌层，后手术证实为卵巢癌。

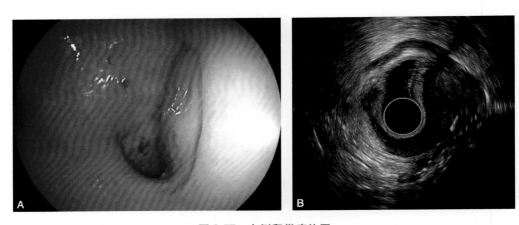

图 6-57　右侧卵巢癌外压

A. 直肠上段近乙状结肠右侧壁可见肠壁隆起；B. 环扫型超声内镜探查，见肠壁外巨大低回声占位，累及肠壁固有肌层，后手术证实为卵巢癌。

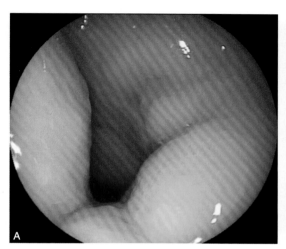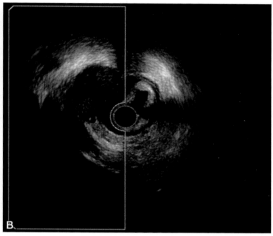

图 6-58　左侧卵巢癌外压

A.直肠上段近乙状结肠左侧壁可见肠壁隆起;B.环扫型超声内镜探查,见肠壁外巨大低回声占位,累及肠壁固有肌层,后手术证实为卵巢癌。

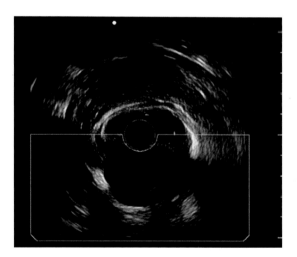

图 6-59　盆腔囊肿外压

环扫型超声内镜探查,见直肠后壁局部肠壁结构正常,肠壁外可见囊性病灶外压。

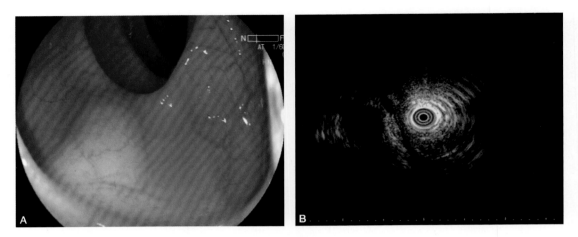

图 6-60 直肠血管外压
A.降乙交界处可见局部肠壁隆起;B.MPS 提示,肠壁外可见连续的管腔样结构。

第七章

胆管和胰管探查

第一节　胆管系统的微探头超声检查

一、胆管系统的大体解剖

胆道起源于毛细胆管,其终末端与胰管汇合,开口于十二指肠大乳头,外由 Oddi 括约肌围绕。肝内胆管起自毛细胆管,汇集成小叶间胆管、肝段、肝叶胆管及肝内部分的左、右肝管。肝内胆管的左、右肝管为一级支,左内叶、左外叶、左前叶、右后叶胆管为二级支,各肝段胆管为三级支。左、右肝管出肝后,在肝门部汇合形成肝总管。左肝管细长,长 2.5~4cm,与肝总管成角为 100°;右肝管粗短,长 1~3cm,与肝总管成角为 129°。在肝门部有肝动脉、门静脉和胆总管共同出入,它们在肝内的分支走行也基本一致,一般是左、右肝管在前,肝左、右动脉居中,门静脉左、右主干在后;左、右肝管的汇合点位置最高,左、右门静脉主支的分叉点稍低;肝左、右动脉的分叉点最低。

肝总管直径为 0.4~0.6cm,其下端与胆囊管汇合形成胆总管,由于这一汇合点高低不同,胆总管一般长为 4~8cm,直径为 0.6~0.8cm,管壁厚 0.2~0.3mm。有时肝总管前方有肝固有动脉发出的肝右动脉或胆囊动脉越过,6%~10% 的人有副肝管,1% 左右的人可无肝总管。胆总管分为 4 段:①十二指肠上段:经肝十二指肠韧带右缘下行,肝动脉位于其左侧,门静脉位于两者后方。②十二指肠后段:行经十二指肠第一段后方,其后方为下腔静脉,左侧有门静脉和胃十二指肠动脉。③胰腺段:约 2/3 的人穿过胰腺实质,1/3 的人位于胰头背侧沟内,下行中继续向右弯曲,位于下腔静脉前方。④十二指肠壁内段:此段斜行穿入十二指肠降部后内侧壁,并与主胰管在肠壁内汇合,形成膨大的 Vater 壶腹,开口于十二指肠乳头部。另有 15%~20% 的胆总管与主胰管分别开口于十二指肠(图 7-1)。

肝内胆管及肝外胆管的组织结构是连续的,管壁由黏膜层、肌层及外膜层构成。胆管系统黏膜层由单层柱状上皮覆盖,上皮比较规则,有皱褶形成,固有层内有黏液腺。胆管的上皮下为一层比较坚实的纤维组织层,弹力纤维层靠近黏膜下,较薄;胶原纤维层在外方,较厚,呈环状平行排列。肌层由排列不整齐的平滑肌肌束组成,较分散。胆总管的下端与胰管汇合之前,环行平滑肌增厚,形成发达的胆总管括约肌(又称 Boyden 括约肌),胆总管与胰管汇合穿入十二指肠壁,局部扩大形成 Vater 壶腹,此处的环行平滑肌明显增厚,形成 Oddi 括约肌。这些括约肌通过舒缩作用,控制胆汁和胰液的排出。胆总管括约肌收缩,可阻止胆汁流出,使胆汁贮入胆囊;进食后,胆总管括约肌和壶腹括约肌松弛,胆汁输入十二指肠。胆管外膜为一层薄的疏松结缔组织,含有血管、淋巴管和神经等。

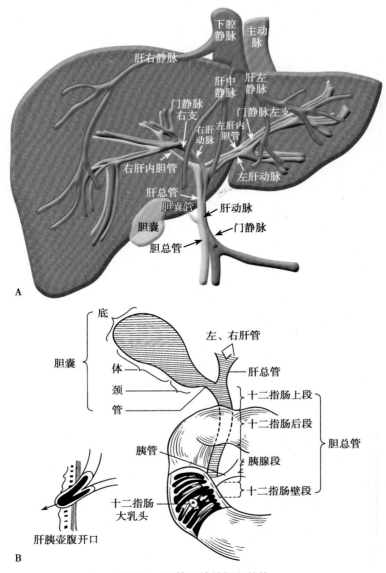

图 7-1 胆管系统的解剖结构

二、正常胆管的超声影像

胆道微探头,通常也被称为管腔内超声检查术(intraductal ultrasonography,IDUS)。正常胆管壁通常显示为 3 层回声结构,内侧的高回声层代表黏膜层,中间的低回声层代表平滑肌和纤维弹性组织,外侧的高回声层代表疏松结缔组织(图 7-2),这种结构特征在应用高频率探头下较易显示,而普通超声探查时常只能显示 1 层或 2 层回声结构。当显示为 2 层结构时,内侧的低回声层代表黏膜层、固有黏膜(纤维肌层)和浆膜下层,而外侧的高回声层代表浆膜下的脂肪层、浆膜和外周组织与浆膜的交界面。

受解剖结构的影响,普通超声内镜观察肝门部胆道较为困难,但 IDUS 能很好地在肝门部对近端胆管及其周围结构进行探查,并能清晰地显示门静脉和肝动脉等结构。与普通超声内镜相比,IDUS 应用的超声探头频率更高,因此分辨率更强,具有早期发现病变的能力,

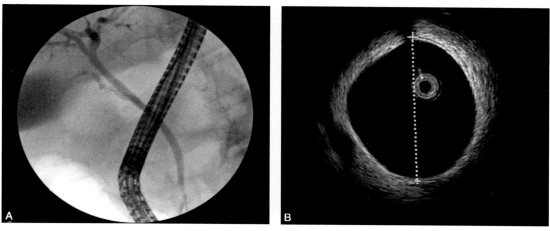

图 7-2　正常胆总管的层次结构
A. 造影显示正常胆总管及其分支;B. 正常胆总管 IDUS 层次结构。

能正确评估胆管癌在管壁内浸润的长度和深度,在判断肿瘤浸润门静脉、肝动脉和胰腺实质方面的准确率可达90%以上。在探测过程中,随着超声微探头的放置位置不同,其所呈现的胆管以及周围血管的超声图像亦不同(图 7-3)。

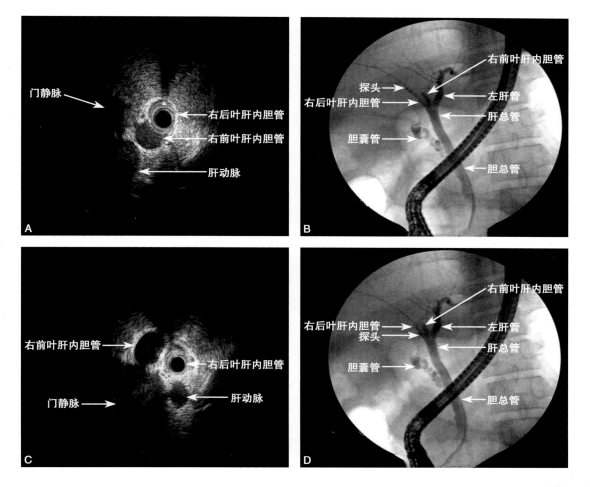

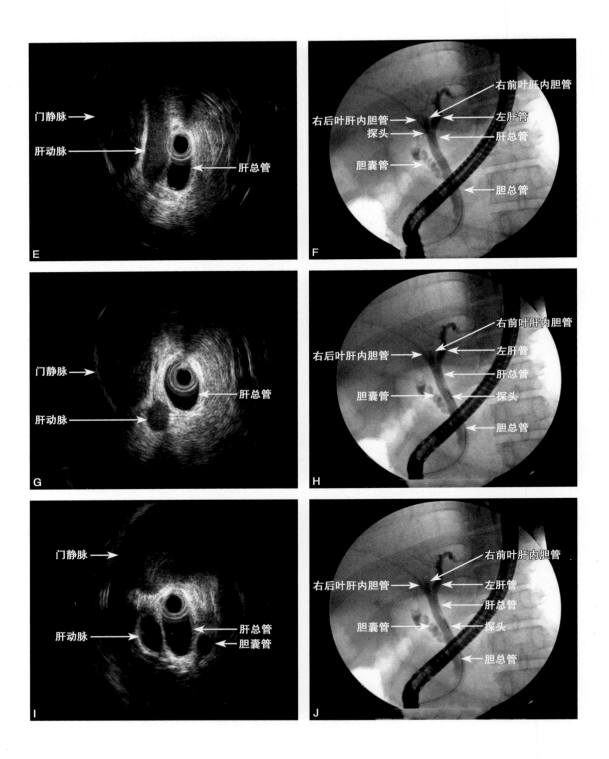

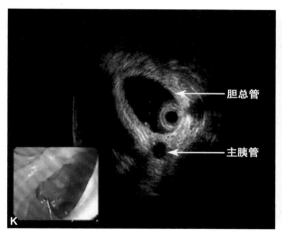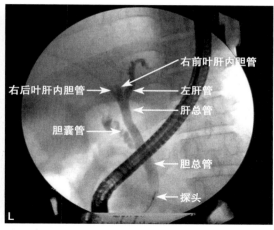

右前叶肝内胆管
右后叶肝内胆管
左肝管
肝总管
胆囊管
胆总管
探头

胆总管
主胰管

图 7-3 胆道各级分支的 IDUS 探查

A、B.超声探头位于右肝内胆管远端探查；C、D.超声探头位于右前分支肝内胆管处探查；E、F.超声探头位于肝门部探查（斜切面）；G、H.超声探头位于肝门部探查（横切面）；I、J.超声探头位于胆总管中段探查；K、L.超声探头位于胆总管胰内段探查。

三、胆管的微探头超声内镜探查技巧

与常规内镜超声相比，IDUS 最大区别是其需要借助十二指肠镜等设备来完成，即通过 ERCP 的方式进行 IDUS 探查。行 IDUS 探查前，患者需先行 ERCP 造影，观察胆管或胰管病变部位、病变程度等，并将导丝留置在胆管或胰管内，然后经十二指肠镜活检钳孔道将微探头循导丝缓慢插入胆管或胰管内。这里需要注意的是，在将微探头插入乳头和胰胆管内时，一定不能使用抬钳器，以防损坏微探头的机械旋转部位，其插入主要通过调整大小旋钮、推送微探头镜体以及调整十二指肠镜镜身等综合操作来实现。多数患者需事先行乳头括约肌小切开术，严重的胆道狭窄者则需先对狭窄部位进行扩张。

一般来讲，行 IDUS 探测时，先在 X 线透视下将超声微探头循导丝插入左或右肝管远端，沿着导丝将微探头慢慢向胆管近端移动，在移动过程中，可清楚地观察到胆管及其周围血管的超声影像（图 7-4）。

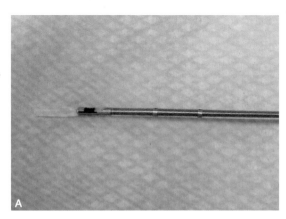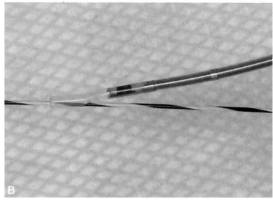

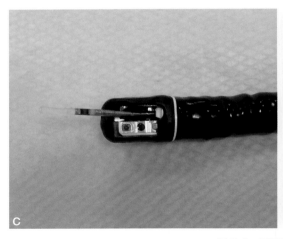
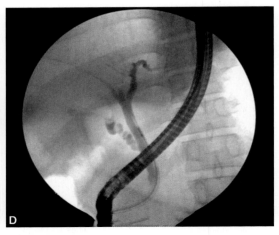

图 7-4　IDUS 的操作过程
A. IDUS 微探头；B. 微探头内通过导丝引导；C. 微探头穿过活检钳孔道；D. 微探头循导丝插入胆管内。

四、胆道疾病的微探头超声图像特点

1. 胆管结石　胆管结石是最常见的胆道系统疾病，是指肝内、外胆管内结石形成。胆管结石分为原发性胆管结石和继发性胆管结石，原发性胆管结石系指在胆管内形成的结石，主要成分为胆色素结石或混合性结石；继发性胆管结石为胆囊结石排至胆总管者，主要为胆固醇结石。根据结石所在部位，分为肝外胆管结石和肝内胆管结石。肝外胆管结石多位于胆总管下端；肝内胆管结石可广泛分布于两叶肝内胆管，或局限于某叶胆管，其中以左外叶和右后叶多见。

在行 ERCP 造影时，结石主要表现为胆管内形状各异的充盈缺损影，一般可移动。IDUS探查提示胆管内存在强回声团伴声影，因结石成分不同，个别结石呈中等或低回声改变，结石回声与胆管壁之间有明显的分界（图 7-5）。大多数结石患者均伴有不同程度的胆管扩张，部分患者会因反复炎症而出现胆管壁增厚或狭窄。

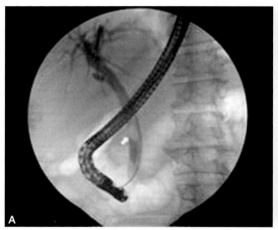
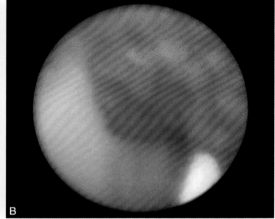

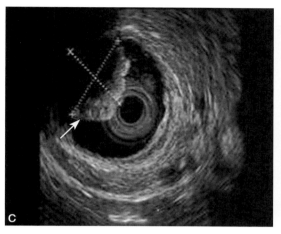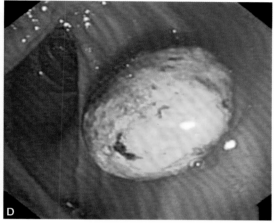

图 7-5　胆道结石

A. ERCP 显示胆总管下段充盈缺损；B. 胆道镜可见黄色结石；C. IDUS 提示胆总管内高回声结节伴声影；D. ERCP 术取出椭圆形结石。

值得一提的是,临床上微小结石(<2mm)很难通过 CT、MRCP 或常规超声探查发现,但 IDUS 却可对微小结石进行很清楚的探查。另外,对于妊娠期胆管结石或急性胆管炎发作而需急行 ERCP 治疗者,为了避免对胎儿的放射损伤,可先通过 IDUS 探查,明确结石大小、部位和数量,以此指导 ERCP 治疗,尽可能减少术中放射损伤。

2. 胆管癌　胆管癌是指源于肝外胆管包括肝门区至胆总管下端的胆管恶性肿瘤。其病因可能与胆管结石、原发性硬化性胆管炎等疾病有关。多表现为逐渐加重的持续性黄疸、上腹部疼痛、瘙痒、体重减轻、消瘦、食欲缺乏等。依其病变来源,可分为胆管壁原发性肿瘤和继发于壁外肿瘤。

ERCP 检测见胆管内狭窄、不规则充盈缺损或显影中断,病变以上胆管扩张,部分患者肝内胆管呈软藤征。IDUS 探查,见病变处胆管壁增厚,层次不清,局部胆管壁不完整,胆管壁为不规则的低回声占位组织填充致管腔狭窄(图 7-6~图 7-9)。

3. 急性胆管炎　急性胆管炎一般是指由病原微生物(细菌多见)感染所致的胆道系统的急性炎症,常伴有因胆道结石、胆道蛔虫或肿瘤引起的胆道梗阻。当胆道梗阻比较完全,胆道内感染较重时,可出现严重的临床症状,如腹痛、寒战、高热、黄疸、肝损伤等,甚至可有感染性休克症状。

ERCP 造影显示胆管扩张伴梗阻,可见胆管内大量白色或褐色脓液流出。IDUS 探查见胆管壁明显增厚,回声明显减低,但胆管急性炎症性管壁增厚有别于肿瘤性增厚,其表现为均匀一致的规则性增厚(图 7-10)。当然,IDUS 探测还可观察到原发病变的超声表现,如结石或肿瘤的超声表现。

4. 胆管内血栓　胆管内血栓形成临床相对少见,更多是由于胆管急性炎症或肿瘤伴出血致血栓形成,可阻塞胆管,出现胆道梗阻症状,严重者伴有上消化道出血症状。

ERCP 探查提示胆管内不规则团块状充盈缺损阻塞胆管,可伴有梗阻段以上胆管扩张。IDUS 探查提示团块呈混合回声,大部分以中低回声为主,局部伴有高回声,团块与胆管壁有分界(图 7-11)。如由急性炎症引起者,可伴有胆管壁增厚等炎症表现;如为肿瘤出血者,可

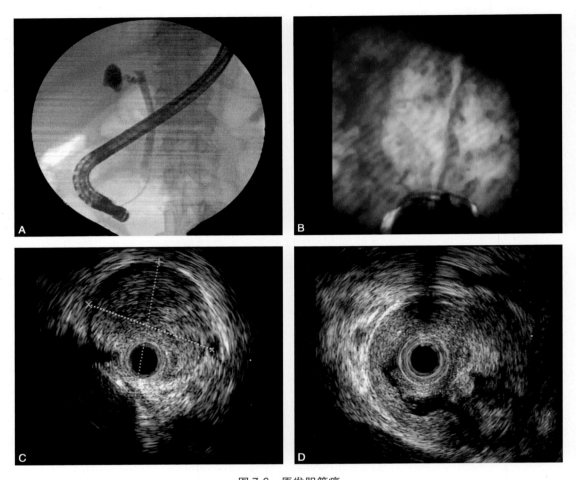

图 7-6　原发胆管癌

A. ERCP 提示肝总管以上中断,未显影;B. 胆道镜探查见增殖性组织;C. IDUS 提示胆管内低回声团块阻塞;D. IDUS 提示部分胆管壁不完整。

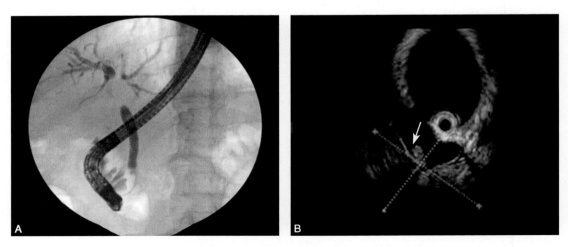

图 7-7　胆囊癌侵犯胆管

A. ERCP 提示肝门部胆管中断;B. IDUS 提示胆囊内巨大低回声占位侵犯肝门部胆管。

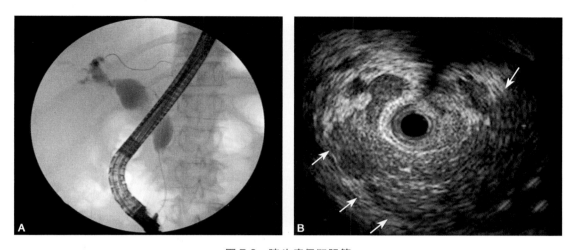

图 7-8 胰头癌侵犯胆管

A. ERCP 提示胆总管中上段扩张,下段狭窄未显影;B. IDUS 提示胰头不规则的低回声占位侵犯胆总管。

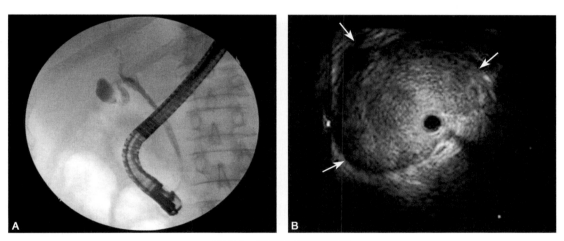

图 7-9 肝细胞癌侵犯胆管

A. ERCP 提示肝门部以上肝内胆管不规则狭窄;B. IDUS 提示肝实质内低回声占位侵犯肝内胆管。

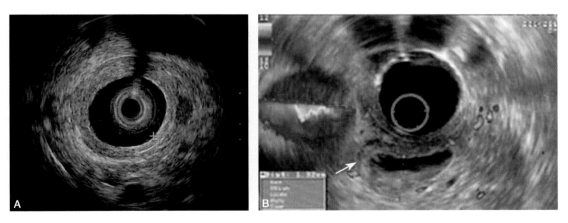

图 7-10 急性胆管炎

A. IDUS 提示胆管壁均匀一致的低回声增厚;B. EUS 探查提示胆管壁明显增厚。

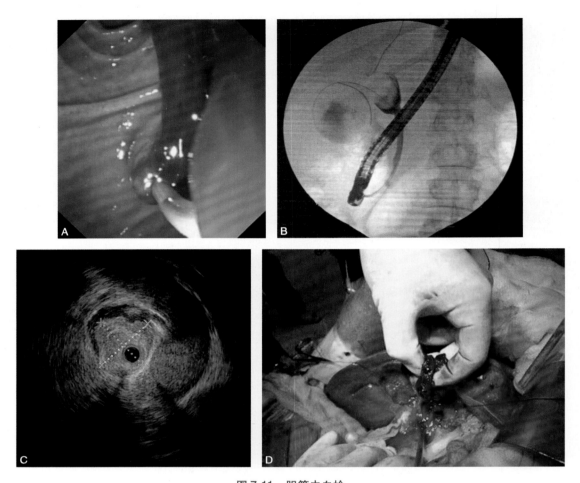

图 7-11　胆管内血栓

A. ERCP 探查可见乳头内有血液流出；B. ERCP 造影提示肝门部类圆形充盈缺损影；C. IDUS 提示肝门部混合低回声团块；D. 手术取出大量血栓。

见胆管内低回声组织占位。

5. **胆管扩张症**　胆管扩张症为较常见的先天性胆道畸形，以往认为是一种局限于胆总管的病变，因此称为先天性胆总管囊肿，于 1723 年 Vater 首例报道，1852 年 Douglas 对其症状学和病理性作了详细介绍。随着对本病认识的加深，近年通过胆道造影发现，扩张病变可以发生在肝内、肝外胆道的任何部位，根据其部位、形态、数目等的分类有多种类型，临床表现亦有所不同。

IDUS 探查，除可见胆管不同程度扩张外，胆管壁光滑，回声均匀，管壁各层层次清晰，无异常回声表现（图 7-12）。

6. **胆管良性狭窄**　胆管良性狭窄是指胆管损伤和复发性胆管炎所致的胆管腔瘢痕性缩窄，可由医源性损伤、腹部外伤和胆管结石、感染引起。受累胆管因反复炎症、胆盐刺激，导致纤维组织增生、管壁变厚、胆管腔缩窄，进而出现胆道梗阻感染的病理和临床表现。

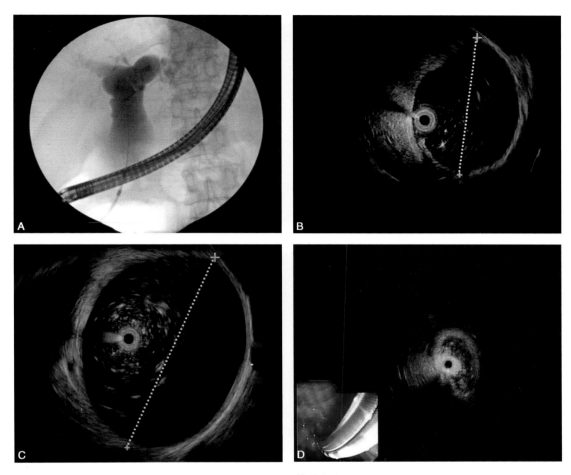

图 7-12　胆管扩张症

A. ERCP 探查可见肝内、外胆管明显扩张;B~D. IDUS 提示不同层面肝内、外胆管扩张,胆管壁均光滑、连续,未见异常回声。

　　ERCP 探查见病变处胆管狭窄,但内壁光滑,病变处以上胆管扩张,可伴有胆管结石。IDUS 探查见胆管壁增厚,呈高回声表现,胆管壁光滑、连续,胆管壁外偶见小淋巴结(图 7-13)。

　　7. **原发硬化性胆管炎**　原发性硬化性胆管炎是慢性胆汁淤积性疾病,其特征为肝内、外胆管炎症和纤维化,进而导致多灶性胆管狭窄。原发性硬化性胆管炎多见于年轻男性,而且往往伴有炎性肠病、溃疡性结肠炎等,部分患者血免疫球蛋白 IGg4 升高。其起病一般呈隐匿性,可有渐进性加重,大多数患者最终发展为肝硬化、肝功能失代偿。

　　ERCP 检测见胆管狭窄,呈阶段性或"全胆树"狭窄、管壁僵硬,可伴有结石或胆管炎。IDUS 探查见胆管狭窄,管壁均匀一致性增厚,呈规则的低回声改变,胆管壁第 3 层结构回声增高(图 7-14)。

　　8. **胆管导管内乳头状黏液瘤** (intraductal papillary mucinous neoplasm of the bile duct,IPMN-B)　IPMN-B 是一种较少见的囊性肿瘤,其主要发生在胰管内,少数患者可发生于胆管或胰胆管共患。其起源于导管上皮,呈乳头状生长,分泌过多的黏液,引起胆管阻塞,出现胆道梗阻性病变。

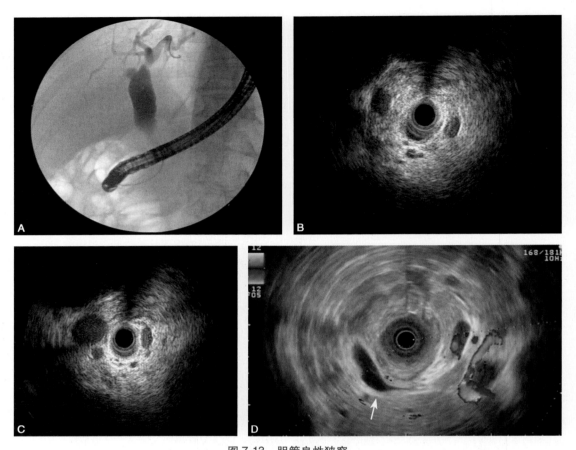

图 7-13　胆管良性狭窄

A. ERCP 探查提示胆总管下段狭窄，中上段扩张；B、C. IDUS 提示胆管管腔狭窄，管壁呈高回声增厚，壁外可见小淋巴结；D. EUS 提示胆总管下段狭窄，管壁呈高回声增厚，但内壁光滑、连续。

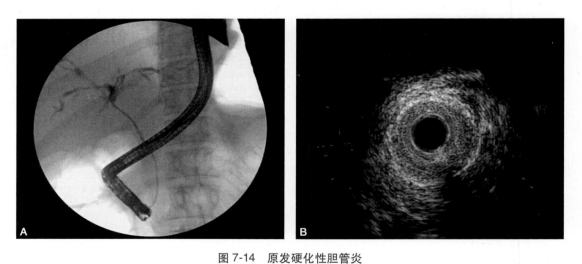

图 7-14　原发硬化性胆管炎

A. ERCP 探查提示肝内、外胆管狭窄纤细、僵硬；B. IDUS 提示胆管壁均匀一致性增厚伴狭窄，呈规则的低回声改变。

　　ERCP 探查见乳头肿大,开口增大,呈鱼口征,可见大量白色透明黏液流出,胆管内可见充盈缺损和大量絮状物漂浮。IDUS 探查见胆管内大量絮状高回声悬浮物,狭窄处管壁不规则增厚,呈低回声改变,部分呈乳头状向腔内凸起(图 7-15)。

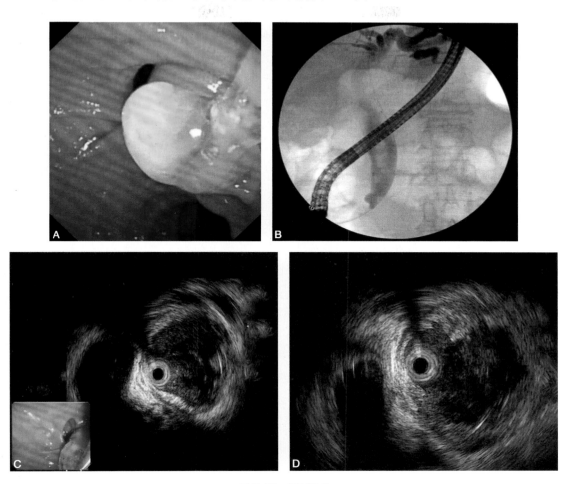

图 7-15　IPMN-B

A. 十二指肠乳头呈鱼口征;B. ERCP 提示胆总管内充盈缺损;C. IDUS 提示胆总管扩张,内部见絮状悬浮物;D. IDUS 可见胆管壁内乳头状低回声组织突入腔内。

第二节　胰管系统的微探头超声检查

一、胰管系统的大体解剖

　　胰腺是人体的第二大腺体,长 12~15cm,宽 3~5cm,厚 1.5~2.5cm,重 82~117g,斜向左上方紧贴于第 1~2 腰椎体前面。胰腺分为胰头、颈、体、尾 4 个部分,各部分无明显界限。除胰尾被浆膜包绕外,其余部分均位于腹膜后。因此,胰腺病变的表现往往比较深在、隐蔽。胰头较为膨大,嵌入十二指肠环内,其下部向左突出并绕至肠系膜上动、静脉后方的部分称为钩突,此处常有 2~5 支小静脉汇入肠系膜上静脉。肠系膜上静脉前方的部分称为胰颈。胰颈和胰尾之间称为胰体,占胰的大部分,其后紧贴腰椎体。胰尾是胰左端的狭细部分,向左上方抵达脾门。

　　胰管也称主胰管,直径为 2~3mm,横贯胰腺全长,由胰尾行至胰头,沿途接纳小叶间导管。约 85% 的人胰管与胆总管汇合形成"共同通道",下端膨大部分称为 Vater 壶腹,开口于十二指肠主乳头,其内有 Oddi 括约肌;一部分虽有共同开口,但两者之间有分隔;少数人两者分别开口于十二指肠。这种共同开口或共同通道是胰腺疾病和胆道疾病互相关联的解剖学基础。在胰头部胰管上方有副胰管,通常与胰管相连,收纳胰头前上部的胰液,开口于十二指肠副乳头(图 7-16)。

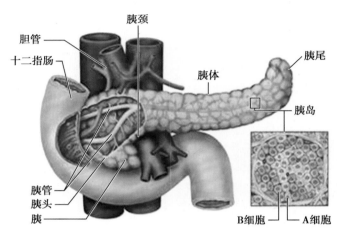

图 7-16　正常胰管的解剖结构图

二、正常胰管的组织结构和超声影像

　　胰腺腺泡闰管的一端深入腺泡腔内形成泡心细胞,另一端则直接汇合为单层立方上皮的小叶内导管。导管出小叶后,在小叶间结缔组织内逐级汇合成小叶间导管,管径逐渐增粗,管壁由单层立方上皮逐渐移行为单层柱状上皮,最终汇合成胰腺主胰管,主胰管贯穿胰腺全长,由单层柱状上皮细胞、杯状细胞及散在的内分泌细胞组成。

　　由于正常胰管内径较细、较薄,且主要由上皮细胞组成,故在高频微探头探测时多数呈 1 层高回声结构(图 7-17),如以高频探头(30Hz)探查,部分胰管呈 3 层结构,由内向外依次为强回声-低回声-强回声,其组织学组成分别为黏膜、结缔组织和实质细胞。胰腺实质由许多小叶、细叶及夹杂的疏松结缔组织交错而成,故胰管外胰腺实质呈网状结构。

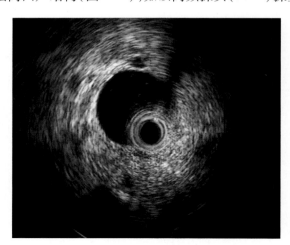

图 7-17　正常胰管 IDUS 图像

三、胰管的微探头超声内镜探查技巧

　　由于胰腺病变大多原发于胰腺实质,而 IDUS 均为高频微探头,其探测的深度有限,所以在对胰腺实质探查方面常规 EUS 优于 IDUS,只有当病变累及胰管或病变原发于胰管时,进行 IDUS 探查才更有意义。

总体来说,胰管 MPS 操作技巧同于胆管 MPS 操作技巧。应注意的是,正常胰管仅有 2~3mm,而几乎所有胰管病变均伴有不同程度的胰管狭窄,因此在进行 IDUS 探查时,往往需要先对病变胰管进行扩张,以便微探头顺利进入胰管内并对病变部位进行全面观察。

四、胰腺疾病的微探头超声图像特点

1. 慢性胰腺炎 慢性胰腺炎往往是由长期大量酗酒引起的,也有胆道疾病、胰腺分裂、外伤性、遗传性及特发性慢性胰腺炎。酒精中毒等因素导致胰腺实质进行性损害和纤维化,常伴钙化、假性囊肿及胰岛细胞减少或萎缩。临床主要表现为消化不良、体重减轻、反复发作上腹疼痛,伴有胰管结石时不但引起腹痛,还会导致胰管出血。

ERCP 探查见胰管阶段性扩张伴狭窄,胰管管壁僵硬,分支胰管扩张,内部可见可移动的充盈缺损(多为白色蛋白结石),部分患者造影可显示胰腺完全或不完全分裂。IDUS 探查见胰管扩张,形态不规则,管壁高回声增厚,分支胰管扩张显现,管腔内可见高回声光团伴后方声影,胰腺实质回声不均匀,可见点状及条索状高回声(图 7-18)。

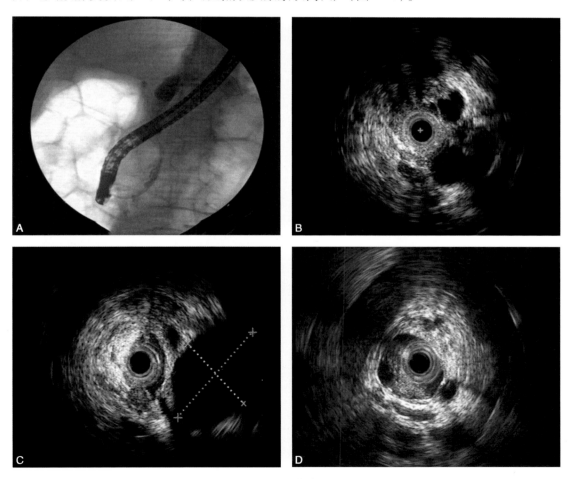

图 7-18 慢性胰腺炎

A. ERCP 探查提示体尾部胰管扩张,胰头颈部胰管狭窄,管壁僵硬,内部可见充盈缺损;B~D. IDUS 不同层面探查显示胰管壁狭窄,局部见高回声结节,分支胰管扩张,胰腺实质可见条索状高回声。

2. 胰管良性狭窄　胰腺良性狭窄更多继发于胰管急慢性炎症、胆管炎,以及因壶腹部巨大憩室牵拉所致,少数患者可有免疫性因素参与发病,大多发生在胰头部。ERCP 探查见胰管狭窄伴体尾部胰管扩张,但胰管走行柔和,内壁光滑。IDUS 探查见胰管管壁狭窄伴增厚,呈高回声改变,体尾部胰管扩张,但整个胰管管壁光滑、连续(图 7-19)。

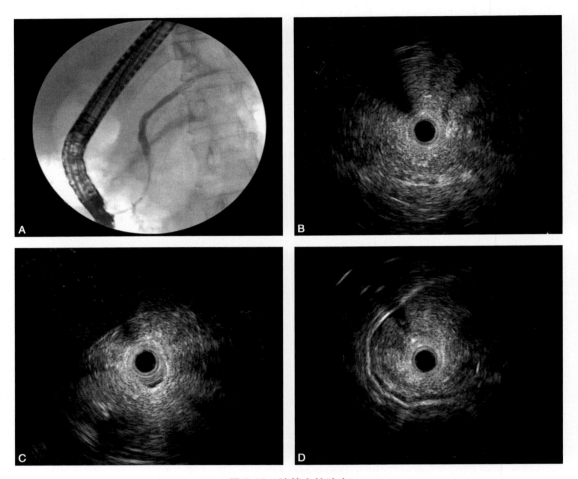

图 7-19　胰管良性狭窄
A. ERCP 提示胰头部胰管狭窄,内壁尚光滑、连续;B、C. IDUS 不同层面探查见胰管管腔狭窄,呈高回声增厚,胰腺实质回声正常;D. IDUS 提示十二指肠乳头结构清晰,未见异常回声。

3. 胰腺癌　胰腺癌是一种恶性程度很高、诊断和治疗都很困难的消化道恶性肿瘤,约90% 为起源于腺管上皮的导管腺癌。其发病率和死亡率近年来明显上升,5 年生存率<1%,男女比例为(1.5~2):1,是预后最差的恶性肿瘤之一。临床主要表现为腹痛、进行性消瘦、消化不良和黄疸等。

当胰腺癌累及胰管时,ERCP 探查见胰管狭窄,显影中断伴远端扩张。IDUS 探查见病变处胰腺实质低回声占位,边界不清,相应受累胰管狭窄,可见低回声组织填塞,远端胰管扩张(图 7-20)。

4. 胰腺神经内分泌肿瘤　胰腺神经内分泌肿瘤(pancreatic neuroendocrine neoplasm, pNEN)是源于胰腺多能神经内分泌干细胞的一类肿瘤,约占原发性胰腺肿瘤的 3%,临床少

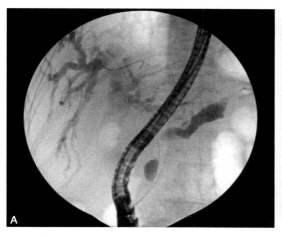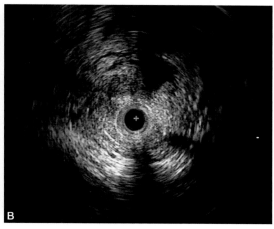

图 7-20　胰头癌伴胰胆管梗阻

A. ERCP 提示胆总管下段及胰头部胰管狭窄,显影中断;B. IDUS 探查提示胰头部巨大低回声占位,侵犯胆总管及胰管。

见,症状复杂多样,可由良性逐渐发展成恶性,病程缓慢,易与内分泌原发疾病相混淆。胰腺神经内分泌肿瘤依据激素的分泌状态和患者的临床表现,可分为功能性及无功能性肿瘤,前者因产生某种激素而具有相应临床症候群,按照激素分泌的类型可分为胰岛素瘤、胃泌素瘤、胰高血糖素瘤、血管活性肠肽瘤、生长抑素瘤等;而后者可能并非不产生神经内分泌物质,只是不导致特殊临床症状而已。

因 pNEN 大多生长于胰腺实质内而很少累及胰管,故 ERCP 造影大多无异常。当 pNEN 压迫胰管时,ERCP 探查见胰管狭窄,显影中断伴远端扩张。IDUS 探查见胰管狭窄处管壁回声正常,壁外胰腺实质内可见低回声团块,大多呈椭圆形,边界清晰,受压胰管远端扩张(图 7-21)。

5. 胰腺导管内乳头状黏液性肿瘤(intraductal papillary mucinous tumor/neoplasma, IPMT/IPMN)　IPMT 是一种较少见的胰腺囊性肿瘤,其起源于胰腺导管上皮,呈乳头状生长,分泌过多的黏液,引起主胰管和/或分支胰管进行性扩张或囊变。临床症状和体征取决于导管扩张的程度和产生黏液的量。临床可表现为上腹部疼痛、乏力,也可因胰液流出受阻而产生慢性胰腺炎甚至急性发作的临床表现。肿瘤可局限性生长,也可沿主胰管或分支胰管蔓延,导致相邻的主胰管或分支胰管进行性扩张。扩张的导管内分泌大量黏液,位于胰头及钩突区的肿瘤可突入十二指肠,使黏液从扩大的十二指肠乳头流入肠腔。显微镜下可见肿瘤内有无数小乳头,表面覆以柱状上皮,上皮分化程度差异较大,可从不典型增生到乳头状腺瘤或腺癌,也可混合存在。因此,有学者也用 IPMT 指代恶性或潜在恶性肿瘤的 IPMN。如肿瘤内出现>10mm 的实性结节、主胰管扩张>10mm、弥漫性或多中心起源、壁内钙化及糖尿病临床症状,应高度警惕,提示为恶性 IPMN。

ERCP 探查见十二指肠乳头肿大,开口增大,呈鱼口征,可见大量白色透明黏液流出,主胰管进行性扩张,分支胰管呈分叶状或葡萄串样囊性改变,囊与囊之间有交通,也可融合而呈单一大囊样病变,可见乳头状充盈缺损和大量絮状漂浮物。IDUS 探查见胰管内大量絮状高回声悬浮物,狭窄处管壁不规则增厚,呈低回声改变,部分呈乳头状向腔内凸起,周边见多发无回声囊样改变,伴高回声分隔(图 7-22)。

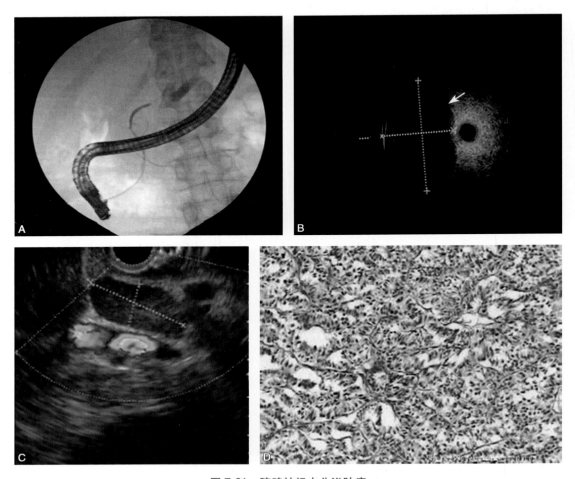

图 7-21　胰腺神经内分泌肿瘤

A. ERCP 提示胰腺体部胰管中断,胰尾部胰管扩张;B. IDUS 探查见胰体部胰管外低回声占位,压迫胰管致狭窄;C. EUS 探查提示胰体部均匀的低回声占位,边界清晰;D. EUS-FNA 病理提示胰腺神经内分泌肿瘤。

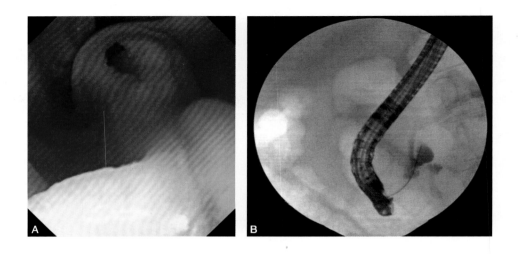

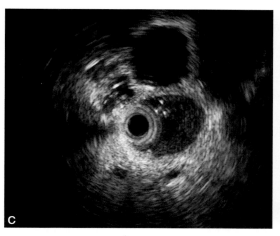
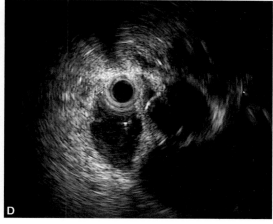

图 7-22　胰腺 IPMT

A. 十二指肠镜观察乳头呈鱼口征;B. ERCP 提示胰头部囊样改变,与主胰管相通,主胰管扩张;C、D. IDUS 探查见胰头部胰管多发囊样改变,有分隔,内部可见高回声絮状影,局部囊壁回声增高。

第三节　壶腹部疾病的微探头超声检查

一、壶腹部的大体解剖和正常超声影像

如图 7-23 所示,胆总管下段通常位于胰头后面,胆总管末端斜行进入十二指肠降部后内侧壁,并与胰管汇合成膨大的 Vater 壶腹。十二指肠降部后内侧壁上有一条纵行皱襞,它下端的突起称为十二指肠大乳头,是胆总管和胰管的共同开口。在微探头超声探查时,十二指肠乳头呈 3 层结构,由内向外依次为强回声-低回声-强回声,乳头大小一般不超过 2cm。壶腹部的 MPS 操作技巧同于胰胆管 MPS 操作技巧。

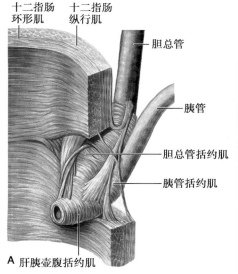
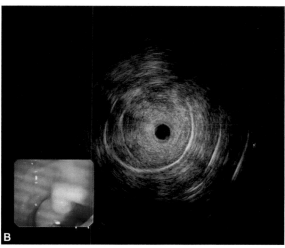

图 7-23　壶腹部

A. 壶腹部的大体解剖;B. 壶腹部的正常超声影像。

二、壶腹部疾病的微探头超声图像特点

1. **壶腹部癌**　壶腹周围癌是生长在 Vater 壶腹、十二指肠乳头、胆总管下端、胰管开口处、十二指肠内侧壁癌的总称。其共同特点是：在肿瘤较小时即可引起胆总管和主胰管的梗阻，因此患者黄疸出现早，进行性加重，发病年龄多在 40～70 岁，男性居多，主要表现为黄疸、上腹痛、发热、体重减轻等。

ERCP 探查见乳头肿大，增殖性改变，乳头结构破坏，ERCP 插管较困难。IDUS 探查见十二指肠乳头部增大，低回声占位，边界不清，乳头各层层次不清，低回声占位可累及胆总管和胰管下端，远端胰胆管扩张（图 7-24）。

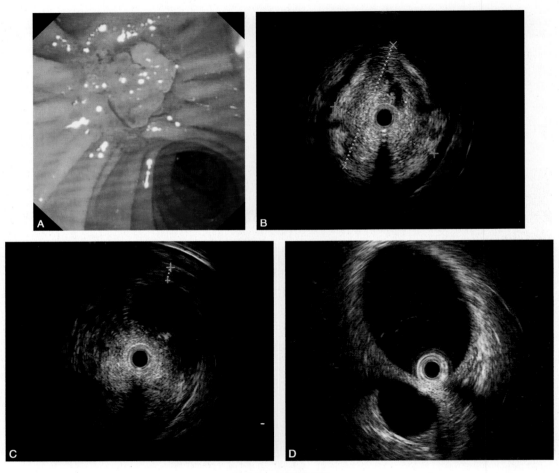

图 7-24　壶腹部癌

A. 十二指肠镜观察乳头呈结节状隆起，结构破坏，质脆，触之易出血；B. IDUS 探查见十二指肠乳头肿大，形态不规则，呈不均匀的低回声改变，边界不清；C. 胆总管下端轻度受累；D. 共同通道上方胰胆管光滑，未受累及。

2. **十二指肠乳头良性肥大**　十二指肠乳头良性肥大较少见，属壶腹部良性肿瘤的一种。ERCP 探查见十二指肠乳头增大，表面黏膜光滑，开口正常，部分患者伴有胆管扩张。IDUS 探查见乳头体积增大，回声均匀，乳头各层层次清晰（图 7-25）。

3. **乳头腺瘤**　十二指肠乳头腺瘤是指来源于十二指肠乳头的腺体异常增生，亦属壶腹部良性肿瘤的一种，但有恶变倾向，早期大多没有明显症状而不易被发现，但由于肿瘤生长的位

置与胆、胰引流系统有密切关系,位置固定,故当生长到一定程度时则可出现胰胆管梗阻症状。ERCP探查见十二指肠乳头增大,表面黏膜见腺体增生,X线透视部分患者发现可伴有胰胆管扩张。IDUS探查见乳头体积增大,第1、2层增厚,回声减低,部分低回声组织向腔内生长(图7-26)。

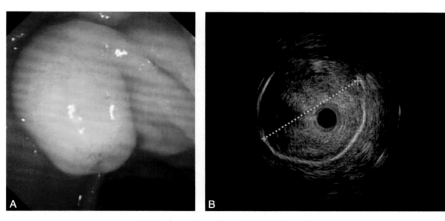

图 7-25　十二指肠乳头良性肥大

A.十二指肠镜观察乳头增大,但外观形态正常,黏膜光滑;B.IDUS探查见十二指肠乳头肿大,形态规则,各层层次清晰,回声未见异常。

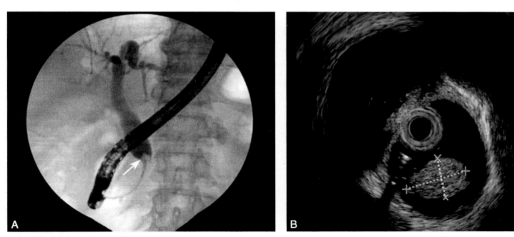

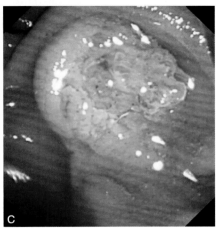

图 7-26　十二指肠乳头腺瘤

A.ERCP提示胆总管下端结节样充盈缺损,胆总管开口受阻伴胆总管扩张;B.IDUS探查见胆总管下端低回声组织阻塞管腔;C.乳头增大,开口可见腺瘤样增生。

第八章

超声微探头系统常见参数调节和日常保养

第一节　超声微探头系统的组合

各临床中心使用的超声微探头系统主要是 Olympus 和 FUJIFILM 两家公司产品,无论哪个品牌,都包括微探头、键盘、驱动器、监视器等基本构件,这些和台车、驱动器支臂配套组成标准系统,方能进行相应操作。此外,我们可在标准系统上连接辅助设备,从而获得录像及打印等新功能(图 8-1)。

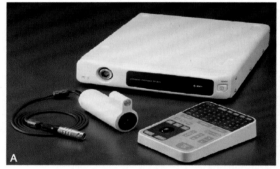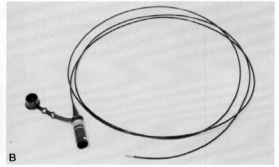

图 8-1　超声微探头系统构成
A. 驱动器和键盘;B. 超声微探头。

第二节　常见参数设置和调节

超声微探头的使用过程中,常根据检查目的、病灶特点来调整参数,有时甚至需要各功能键的组合使用,操作键盘因厂家不同而外观不一,但基本功能键是相同的,笔者单位使用的 FUJIFILIM 公司的 SP900 系统,故参照 SP900 的键盘介绍如何合理地使用功能键(图 8-2)。

一、调节增益

超声波会衰减,可通过增益来补偿,键盘上 GAIN 键代表增益(图 8-3),上半部分按钮使增益变高,下半部分按钮使增益变低。增益键经常会被使用到,新探头通常 30~50 级就够了,但随着探头使用时间的延长,信号衰减明显,为得到满意的图像,增益值需要调至 70 级以上(图 8-4)。

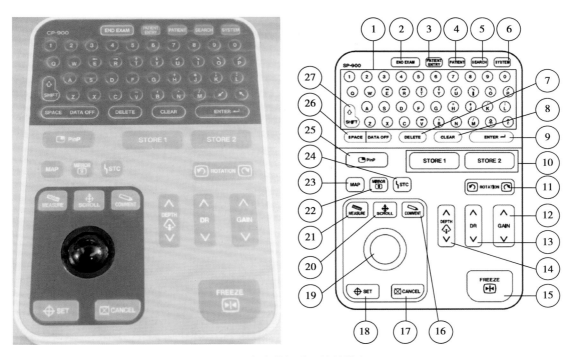

图 8-2　超声微探头系统的键盘

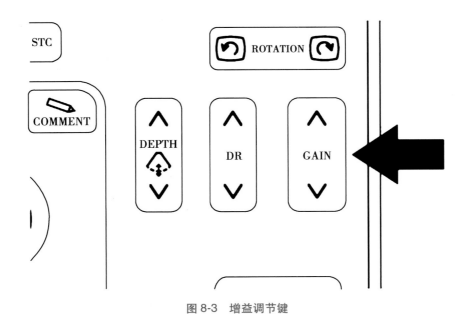

图 8-3　增益调节键

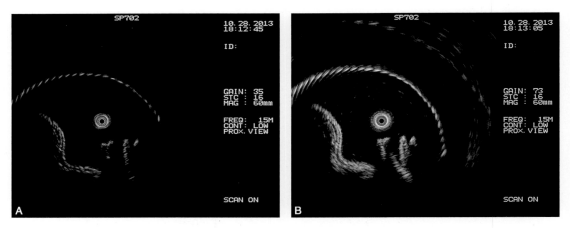

图 8-4　不同增益值的 EUS 图像
A. GAIN 35 级；B. GAIN 73 级。

二、切换显示范围

因病变大小不一,故要求显示的深度不同,我们常通过 DEPTH 键改变显示深度和范围(图 8-5)。按 DEPTH 上半部分按钮,则显示区域越小,放大率就越大；按 DEPTH 下半部分按钮,则显示区域越大,放大率就越小(图 8-6)。

三、中心移动模式

采用 DEPTH 键放大目标时,发现图像会跑到屏幕外,如何在放大比例不变时让目标再次出现在屏幕上,可采用移动图像中心位置的方法。按 SCROLL 键进入中心移动模式(图 8-7)。在画面下方中央显示"SCROLL",用轨迹球移动,从 9 个点中选择图像中心,按 SCROLL 键退出中心移动模式(图 8-8)。

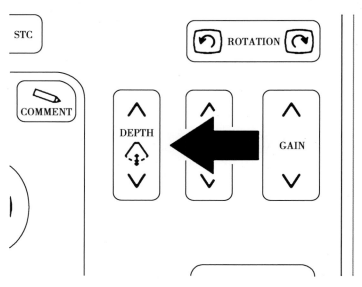

图 8-5　DEPTH 键可切换显示区域范围

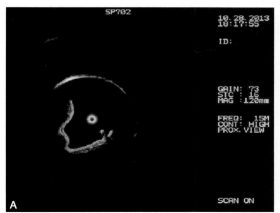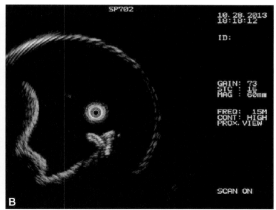

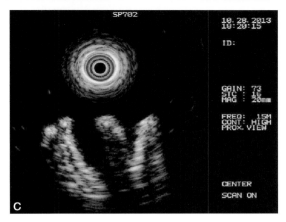

图 8-6 病灶不同的显示范围
A. 120mm（弱放大）；B. 60mm（中放大）；C. 20mm（强放大）。

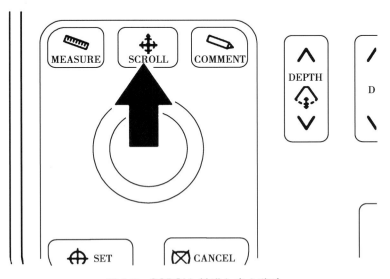

图 8-7 SCROLL 键进入中心移动

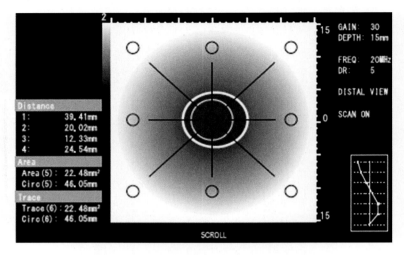

图 8-8　用轨迹球移动从 9 个点中选择图像中心

四、旋转图像

微探头图像动态不间断,但是由每 360°连续扫描后连续拼接而成,通常于屏幕 12 点处可见拼接线(图 8-9A↑),如果目标正好在该位置,会影响观察,我们可通过旋转使目标避开12 点处(图 8-9B)。按 ROTATION 键,可以逆时针或顺时针旋转图像(图 8-9C)。旋转角度可在"User Menu"画面上设置,每按一次 ROTATION 键的左边或右边,图像以 5°或 15°旋转。按住 ROTATION 键的左边或右边时,则图像连续旋转。

五、镜像翻转

操作 MPS 时需参照内镜和超声图像,但两视野中探头运动轨迹不一,有时甚至相反,首先想到的是通过旋转以求两者一致。需注意胃镜图像和超声图像往往呈镜像关系,当左右调过来时,上下却反转了,故要使得两者完全一致,必须使用镜像键进行翻转。具体操作:①按 MIRROR 键使图像翻转,从不同方向观察图像。从内镜超声探头的头端部观察时,在监视器右下角显示"DISTAL VIEW";从内镜操作部观察时,显示"PROX. VIEW"(图 8-10)。②再次按此键时,翻转并回到原图像。关上电源后,转换的观察方向仍然不变(图 8-11)。

六、调节动态范围

可以通过调节对比度动态范围来柔化/硬化图像。动态范围是 1~8,按 DR 键的上半部分柔化图像,按 DR 键的下半部分硬化图像(图 8-12)。

七、调节时间灵敏度

亦称为进程增益控制,使接受系统的增益随时间而改变的方法。因时间对应于声波的传播距离,故也称为距离增益控制。超声波随着传播距离增加而衰减,通常需要在远场提高增益,故一般采用近场抑制、远场增强,以使整个图像清晰显示。具体操作:①按 STC 键显示STC 曲线;②用轨迹球垂直移动;③按 SET 键选择所需的深度,用轨迹球选择设置;④按 SET键确认设置;⑤根据需要重复步骤②~④;⑥按 SET 键隐藏 STC 曲线(图 8-13)。

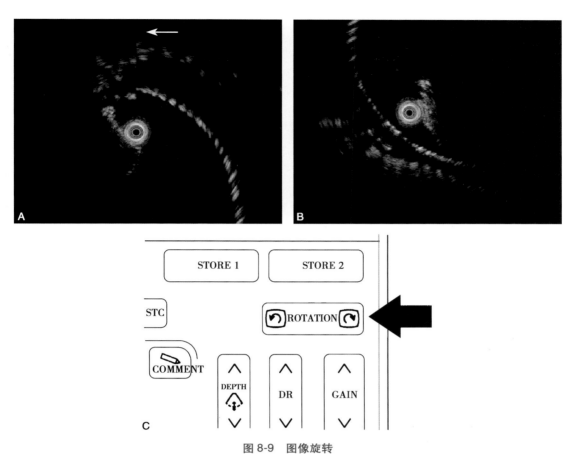

图 8-9　图像旋转
A.旋转前;B.旋转约 180°后;C.按 ROTATION 键进行图像旋转。

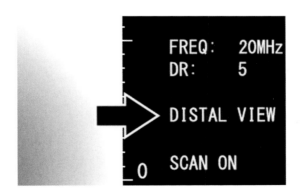

图 8-10　MIRROR 键使图像镜像翻转

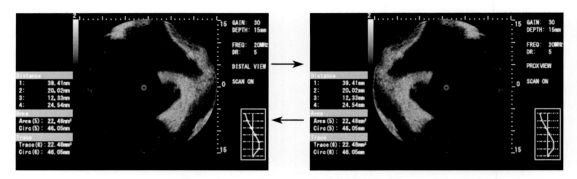

图 8-11 MIRROR 键和图示区域镜像关系

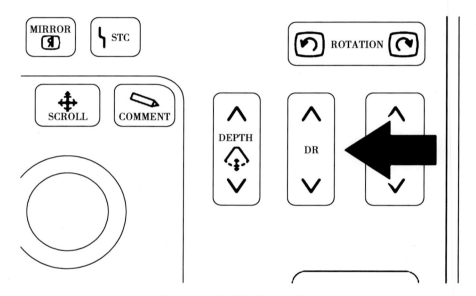

图 8-12 DR 键柔化/硬化图像

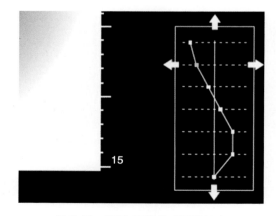

图 8-13 STC 键调节时间灵敏度

八、调节图像

按 MAP 键选择图(1~5),以调节 B 模式图像对比度的变化(图 8-14)。

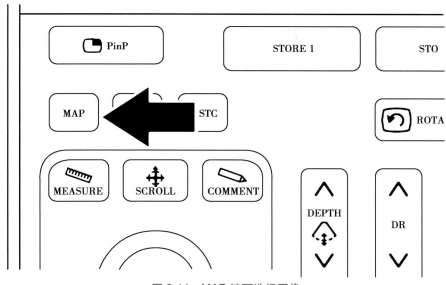

图 8-14　MAP 键可选择图像

九、测量距离

在画面上能够显示两个卡规来测量两点之间的距离。在扫描模式和冻结模式都可以进行此测量。具体操作:①按 MEASURE 键进入测量模式,画面中央出现起点卡规(图 8-15A)。②使用轨迹球,将起点卡规移到测量开始的位置,按 SET 键设置起点(图 8-15B)。③设置起点后,再次使用轨迹球显示终点卡规(图 8-15C)。将终点卡规移到测量点,按 SET 键确定终点。确定两个点后,起点卡规、终点卡规以及连接两个卡规的虚线均变为浅蓝色。④在画面左侧"Distance"栏中显示从起点到终点的距离(图 8-15D)。重复步骤②和③,可以

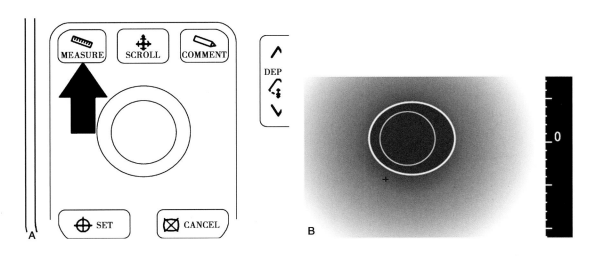

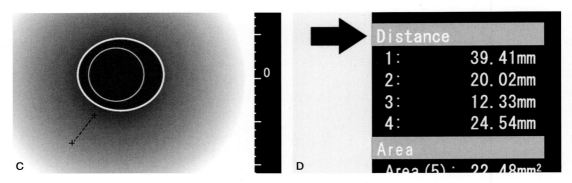

图 8-15　测量距离

A. MEASURE 键进入测量模式；B. 使用轨迹球，将起点移到测量开始的位置；C. SET 键设置起点和终点；
D. 图示"Distance"的数值。

测量最多 4 个位置的距离。若要删除测量结果，使用键盘的字母数字键选择其编号，然后按
DELETE 键。⑤按 MEASURE 键结束测量模式。目前小探头测量功能强大，甚至可以测量面
积和轨迹长度，但在实际工作中运用很少。

第三节　超声微探头的日常保养

一、检查

1. 确认超声探头的外观和接头上没有龟裂、伤痕、凹陷等异常及有可能会损伤患者的
尖锐边缘和突起（图 8-16）。

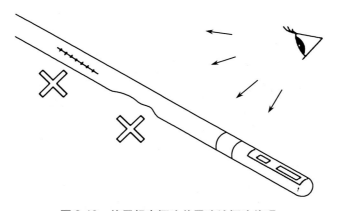

图 8-16　使用超声探头前需确认探头外观

2. 确认超声波头部内没有气泡（图 8-17）。如果超声波头部有气泡时，在距离头端部大
约 5cm 处握住内镜超声探头，使头端部朝下，然后用力摇晃，直至气泡消失（图 8-18）。

3. 将探头连接器上的黑色凸起对准驱动器上的白色标记，将探头连接器垂直插入驱动
器，插入到底后按顺时针方向转动，直至发出咔哒声（图 8-19），如要取下探头连接器，将其笔
直地拉出。确保探头连接器不潮湿。

4. 把探头头端放入一杯无菌水中（图 8-20）。

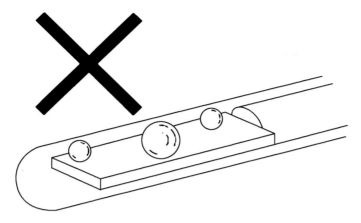

图 8-17 使用超声探头前需确认探头头部没有气泡

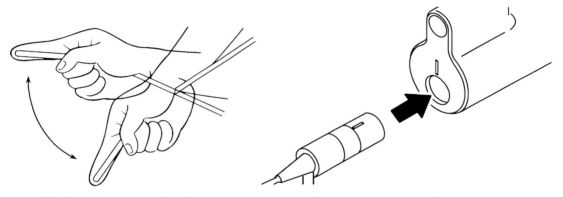

图 8-18 去除探头头部气泡的方法 图 8-19 探头连接器垂直插入驱动器

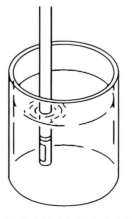

图 8-20 探头头端放入无菌水中进行测试

5. 按 FREEZE 键取消冻结模式。确认振子转动,并且显示辐射形图像。再次按 FREEZE 键,确认振子停止转动(图 8-21)。

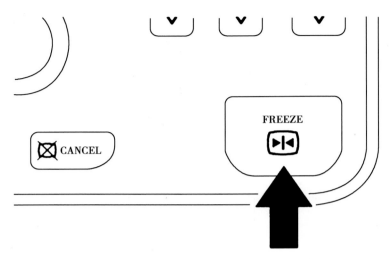

图 8-21　按 FREEZE 键取消冻结模式,确认振子和图像状态

二、超声波检查前的准备

因探头易损坏,当内镜前端处于弯曲状态时,请不要插入或取出探头。超声探头处于内镜前端时,请勿进行弯曲操作。此外,因换能器易损坏,尽量避免 MPS 头端受到冲击。脱气水是 MPS 探查时的常用媒介,通常经内镜活检孔注入(图 8-22)。特殊目标部位的储水可通过利用内镜的注水键、变化体位(根据重力选用合适体位)、使用简易水囊等技巧来实现。储水成功后,解除内视镜的角度固定,将弯曲部基本伸直(图 8-23)。把探头插入到内镜的钳道口前,首先必须确认超声主机处于冻结状态,其次必须确认探头的外径小于钳道的直径,若使用带水囊的探头,则需确认注水后的直径必须小于钳道的直径。插入前可用水润滑探头表面,不要使用油性润滑剂。手持探头缓慢并竖直地插入钳道,每次插入时手持部分距离活检帽不宜太远(图 8-24)。通过内镜的图像,插入到可以确认探头头端的位置(图 8-25)。探头露出内镜先端部约 40mm 时,可停止插入。抽出或插入探头时,均须按下冻结键(FREEZE 键)。确定头端出去以后,可行倒镜操作,但对探头有一定损伤,尽可能顺镜扫描。探头尽可能平行于目标区域,也有利于图像的获得和观察。

三、绘制超声图像

看不见内镜超声探头时,请勿进行扫描。请勿将超声探头顶住体腔内表面,否则可能会导致穿孔或损伤黏膜。按下 FREEZE 键即解除冻结模式,换能器开始旋转,监视器上显示放射状图像。脚踏开关(FS1)的黑开关也是进行驱动的开关。环阵扫描时,以内镜超声探头为中心发射超声波束。为了让拟观察部位与超声波束垂直,在监视器上观测内镜图像,以轻柔动作移动内镜超声探头的头端部,使其与拟观察部位平行(图 8-26)。切勿在镜头旋转过程中,过度用力前推或后拉探头。

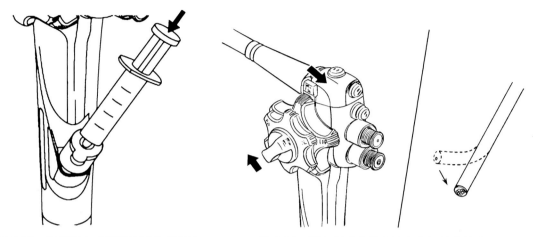

图 8-22　钳道注入水等超声波传播媒介　　　　图 8-23　插入探头前将内镜弯曲部基本伸直

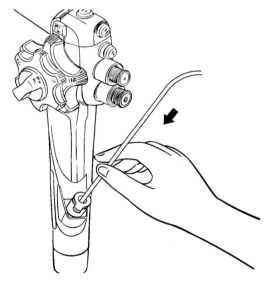

图 8-24　插入时手持部分距离活检帽不宜
太远

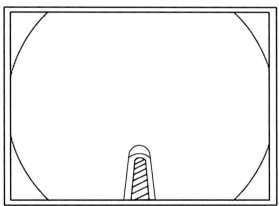

图 8-25　内镜图像确认探头头端位置

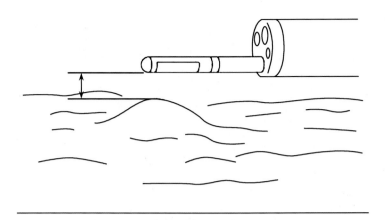

图 8-26　使超声探头与拟观察部位平行

附录

常用名词中英文对照

英文缩写	英文全称	中文名称
BLI	blue light imaging	蓝光成像技术
CTA	computed tomography angiography	计算机体层血管成像
DGC	depth gain compensation	深度增益补偿
DSA	digital substraction angiography	数字减影血管造影
EMR	endoscopic mucosal resection	内镜下黏膜切除术
ESD	endoscopic submucosal dissection	内镜黏膜下剥离术
EUS	endoscopic ultrasonography	超声内镜检查术
EUS-FNA	endoscopic ultrasound-guided fine needle aspiration	超声内镜引导细针穿刺抽吸术
GCP	gastritis cystica profunda	深在性囊性胃炎
GIST	gastrointestinal stromal tumors	胃肠道间质瘤
IDUS	intraductal ultrasonography	管腔内超声检查术
IPCL	intraepithelial papillary capillary loop	上皮内乳头状毛细血管袢
IPMN-B	intraductal papillary mucinous neoplasm of the bile duct	胆管导管内乳头状黏液瘤
IPMT/IPMN	intraductal papillary mucinous tumor/neoplasma	胰腺导管内乳头状黏液性肿瘤
ISUS	intra-small intestinal ultrasonography	空肠或回肠腔内超声检查术
MALT	mucosa-associated lymphoid tissue	黏膜相关淋巴组织
MPS	miniprobe sonography	微探头超声
NBI	narrow-band imaging	窄带成像技术
pNEN	pancreatic neuroendocrine neoplasm	胰腺神经内分泌肿瘤
TGC	time gain compensate	时间增益补偿